Jorge A. Ramírez Caballero

Método Cefalométrico R-Cef

Jorge A. Ramírez Caballero

Método Cefalométrico R-Cef

Teoría y Fundamentos según J A Ramírez
Caballero

Editorial Académica Española

Imprint

Any brand names and product names mentioned in this book are subject to trademark, brand or patent protection and are trademarks or registered trademarks of their respective holders. The use of brand names, product names, common names, trade names, product descriptions etc. even without a particular marking in this work is in no way to be construed to mean that such names may be regarded as unrestricted in respect of trademark and brand protection legislation and could thus be used by anyone.

Cover image: www.ingimage.com

Publisher:
Editorial Académica Española
is a trademark of
Dodo Books Indian Ocean Ltd. and OmniScriptum S.R.L publishing group

120 High Road, East Finchley, London, N2 9ED, United Kingdom
Str. Armeneasca 28/1, office 1, Chisinau MD-2012, Republic of Moldova, Europe
Printed at: see last page
ISBN: 978-613-9-43747-4

MEDICIONES CEFALOMÉTRICAS SPV, SPI, SPM, BA Y BP. TEORÍA Y FUNDAMENTOS SEGÚN J.A.RAMÍREZ CABALLERO.

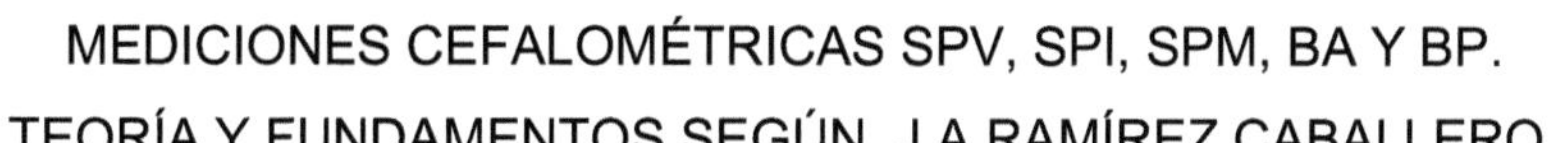

Prof. Dr. Jorge A. Ramírez Caballero

Valparaíso – Chile

"La conjetura del sabio es más sólida que la certeza del ignorante..."

A mi mujer... por su apoyo incondicional...
A mis hijos... motor de nuestras vidas...
A mi padre... mi maestro...
A mi madre... por siempre en mi corazón...

1 *INTRODUCCIÒN*

En esta etapa de mi vida académica quisiera plasmar sobre esta hoja en blanco parte de los conocimientos adquiridos a lo largo de mi vida profesional y académica. Es la oportunidad también, por qué no, de declarar mi profunda admiración y vocación por este campo tan maravilloso de la odontología que mi padre y maestro Prof. Dr. Jorge J. E. Ramírez Tornatore me enseñara a amar y abordar con pasión en todos sus ámbitos. Llegó al grado de Profesor Titular dedicando 46 años de su vida a la noble labor de la academia tanto en pre como en postgrado ocupando en este último el cargo de Director por 20 años. Venga mi profundo amor y agradecimiento a él por su fundamental aporte e influencia en mi carrera profesional.

Quisiera verter en esta memoria un poco de historia e ideas desarrolladas a través de una línea de investigación en *Cefalometría Radiológica* que se materializan finalmente como un aporte científico al quehacer universitario y a nuestra especialidad, la *Ortopedia Maxilofacial y la Ortodoncia*

La verdadera faceta artística de esta especialidad radica no tan sólo en la búsqueda de una ordenación y funcionamiento ideales de la oclusión sino que en la búsqueda del equilibrio y armonía facial. Constituye un área que más allá de la técnica es única en su accionar dado que es *longitudinal*. Está relacionada con el *factor tiempo* que se realiza durante el período de crecimiento en la vida de un paciente. Enfrentar este factor en la casuística nos obliga a ser expertos biólogos. El enfrentar las alteraciones tanto dentarias como los desequilibrios de los componentes esqueletales, neuromusculares y de la articulación temporomandibular nos convierte en verdaderos arquitectos faciales.

Un procedimiento ortodòncico-ortopèdico implica la manipulación del proceso de remodelación ósea que afecta tanto a huesos faciales, suturas y cartílagos inhibiendo o acelerando su crecimiento, como a membranas dentales (membrana periodontal, periostio-endostio) para provocar el movimiento dento-alveolar.

El mundo actual está inmerso en un entorno donde la *imagen* en su apariencia física cobra especial importancia y los conceptos de *armonía y belleza* son sinónimos de *inserción y aceptación social*. Frente a este escenario el ortodoncista buscará beneficiar al paciente no tan sólo de una amplia y bella sonrisa, sino también a través del logro de una cara armónica con una hermosa curva mandibular y perfil lateral, una oclusión funcional, y, no menos importante, una articulación temporomandibular estable y sana.

Las técnicas empleadas en Ortodoncia y en Ortopedia Dento-Maxilar que permiten conseguir cambios importantes en el aspecto facial, pueden ser favorables o convertirse en perjudiciales en función de la *calidad en la planificación del tratamiento. "Sin diagnóstico no hay tratamiento".* Una frase que me quedara en la memoria durante mi período de formación como especialista y que plantea por sí misma la importancia del proceso previo al tratamiento. Podemos ser expertos en el manejo de las últimas técnicas y tecnologías que nos ofrece el "mercado", sin embargo, de nada sirven si no somos capaces de llegar a un *diagnóstico certero* del caso en cuestión. En este punto observo que en la actualidad cobra mayor relevancia la última técnica más que el *aprender a diagnosticar.* No debemos convertir al especialista en meros tecnócratas. El logro de un diagnóstico certero, el aprender a pensar y el desarrollo de un criterio clínico adecuado con diversas alternativas de abordaje debiera ser lo primordial en el proceso de aprendizaje del residente. Las técnicas y las tecnologías van cambiando constantemente al ritmo de lo que dicta el "mercado" de la mano de nuevos próceres aparecidos. No debemos perder de vista lo fundamental teniendo una mente crítica frente a las constantes ofertas de las que somos blanco en el mundo de nuestra preciada especialidad.

En la clínica, el éxito del especialista dependerá de un análisis minucioso del patrón de crecimiento facial y de la oclusión antes de comenzar. Así, el diagnóstico certero logrado es fundamental, pero debe estar *apoyado por exámenes complementarios adecuados.* Dentro de éstos *la Cefalometría* cobra especial importancia. A través de ella se estudia la medida y la corrección de las desviaciones en la morfología cráneo-facial. Para una correcta interpretación de ésta se hace indispensable que los planos de referencia cefalomètricos sean *estables* y lo menos afectado posibles por el crecimiento de estructuras faciales adyacentes. La utilización de parámetros que sufren modificaciones durante el período de crecimiento cráneo facial podría conducir a errores de interpretación diagnóstica.

Pese a que existen pocos estudios al respecto, diversos autores plantean que todas las áreas usadas como referencia en la medición cefalométrica están sometidas a algún tipo de cambio durante el crecimiento. Tomando esto como punto central y luego de diversos procesos de investigación, hago un aporte a la cefalometría radiológica planteando diversas mediciones.

2 *ASPECTOS HISTÓRICOS*

Desde antaño la humanidad ha tenido la necesidad de buscar parámetros de belleza y armonía en la sociedad, surgiendo esta inquietud de su afán de comparar, medir y comunicar todo aquello que percibe y para ello ha ideado una serie de metodologías con el fin de encontrar estándares a los que seguir. En un inicio los precursores de esta rama fueron artistas que plasmaban en sus obras los ideales de belleza partiendo en el renacimiento durante el siglo XVI, donde encontramos a Leonardo Da Vinci, el cual poseía conocimientos de anatomía humana, realizando numerosos bosquejos sobre rostros humanos con líneas rectas que unían estructuras anatómicas homólogas, destacando que la variación de éstas creaban discrepancias estructurales entre los rostros, siendo éste, aunque sin fines terapéuticos, el primer indicio de la evaluación de las asimetrías faciales (1). Por otra parte, Albrecht Dürer presentó varios esquemas en los que propone un sistema de trazos utilizados para determinar los diferentes tipos de perfil del rostro humano, tales como recto, convexo y cóncavo. No obstante la primera clasificación de la estructura facial como retrognata o prognata fue realizada por Pritchard en 1843 (2). Ambos artistas renacentistas mostraban en sus obras los cánones del hombre perfecto y la proporción humana basándose en el número áureo o divina proporción, modelos matemáticos del rostro y cuerpo humano (3). Pero no solo los artistas renacentistas estuvieron interesados en esta disciplina, si no también antropólogos fueron atraídos por determinar el patrón, forma y proporciones humanas derivando en el surgimiento de la Craneometría.

La Craneometría es el estudio de las dimensiones cefálicas en cráneos secos, teniendo su origen en 1791 cuando Petrus Camper, anatomista Holandés, descubre que las medidas craneales varían de acuerdo con el grupo étnico, la edad y el sexo de los individuos, percatándose de que dichas variables permitían reconocer el problema del crecimiento y desarrollo de las estructuras óseas (4). Con la craneometría se describen diversos puntos y planos que incluso actualmente son válidos como lo es el plano de Frankfurt propuesto por Von Ihering en 1882, el cual fue establecido durante el congreso internacional de anatomistas y antropólogos realizado en la ciudad del mismo nombre en Alemania. Fue un plano utilizado para dar una orientación natural a la cabeza (4). Este plano está formado por el punto Porion e Infraorbitario. En ese entonces aún no era posible realizar estudios del cráneo en humanos vivos. En 1885, Wilhelm Conrad Röentgen realiza un experimento, continuando los estudios de Philipp Lenard sobre rayos catódicos y sus efectos, descubriendo finalmente los rayos X (4).

El descubrimiento de los rayos X tuvo una serie de consecuencias que para el área de la ortodoncia era sumamente importante, ya que se pudo medir cráneos vivos y observar las estructuras óseas a través de los tejidos blandos que la recubren, desarrollándose de esta forma la Radiología Cefalométrica. Paccini fue el primero que adaptó y modificó técnicas antropométricas existentes en radiografías tomadas sobre cráneos secos y de seres vivientes, utilizando sus proporciones, medidas lineales y angulares. Fue el primero también en estandarizar las imágenes radiográficas y en emplear el término Cefalometría (5). El profesor Wingate Todd fue el primero en construir un Cefalostato rudimentario (2). No obstante, históricamente la creación del Cefalostato y la Radiografía Lateral de cráneo se les atribuye al trabajo independiente de Herbert Hofrath en Alemania y Holly Broadbent en Estados Unidos. En 1931 perfeccionaron la técnica y aplicaron estos principios a la Ortodoncia (4).

Variados estudios cefalométricos surgen, estableciendo diversos puntos y planos referenciales, tanto para describir morfológicamente la estructura craneal, como también para establecer comparaciones longitudinales. Es así, como el propio Broadbent utilizó el triángulo de Bolton. Brodie y Björk se concentraron en Sella – Nasion para evaluar la base anterior de cráneo (4). Downs utilizó esta información para seleccionar tratamientos en patrones individuales. Tweed y sus colaboradores hicieron un análisis cefalométrico conforme a la posición basal del incisivo inferior (4).

Una problemática en la Cefalometría fue establecer parámetros estándares para la población. Es por ello que los promedios han sido modificados en el tiempo. Cecil Steiner en 1950 realizó su análisis basando sus medidas en una actriz de Hollywood. Las ventajas de su análisis es que establece sus medidas con la posibilidad de relacionarse con un patrón facial y que ofrece guías específicas para el plan de tratamiento (4).

Posteriormente diferentes autores desarrollaron diversos análisis cefalométricos como: Jenkins y Harvold (1955), Sassouni (1970), Wylie, Coben, Reidel, Robert Ricketts (1960), Holdaway, McNamara (1984), Harvold.

Otros autores han realizado diferentes análisis cefalométricos, entre los que se encuentran Arnett Bergman, Di Paolo, Quiros, Trujillo, Bigerstaff. Otros como el caso de Legan-Burstone, Wolford, Bell y Epcker, se dedicaron específicamente a realizar análisis cefalométricos para procedimientos en cirugía ortognática (4).

En la historia de la cefalometría se puede apreciar una marcada evolución en las últimas décadas, debido a la introducción de la computación y digitalización de imágenes, proporcionando un ahorro de tiempo clínico.

3 *LA CEFALOMETRÍA COMO ELEMENTO DIAGNÓSTICO*

Para poder realizar un correcto diagnóstico y plan de tratamiento en ortodoncia, es indispensable contar con una serie de datos diagnósticos y exámenes complementarios, dentro de los cuales uno de los más importantes es la Cefalometría. Por medio de una telerradiografía nos permite estudiar la medida y la corrección de las desviaciones en la morfología craneofacial.

La Cefalometría es un aspecto bidimensional de una estructura tridimensional. Se utiliza para describir la posición del maxilar y la mandíbula en relación con la base craneal, y entre los dientes y sus maxilares según los planos sagital y vertical, basándose en la identificación de puntos esqueletales y dentales (6).

Es importante recalcar que la importancia de la Cefalometrìa, como otras ayudas diagnósticas, no se debe magnificar ni minimizar considerando que *nunca sustituye al examen clínico*, siendo un complemento de éste (7).

No hay, por supuesto, un método cefalométrico mejor sino *más o menos válido* para el objetivo que se persigue al cuantificar las relaciones espaciales dentomaxilares y craneofaciales.

El desarrollo de la Cefalometría ha dado lugar a la necesidad de ubicar de manera exacta las marcas para mejorar los estudios cuantitativos del crecimiento cráneofacial, evaluación de los efectos de los tratamientos y de la clasificación de los diagnósticos (8). Algunas de estas marcas son más reproducibles que otras, y una precisión absoluta es difícil de lograr, ya que todas las identificaciones están sujetas a algún grado de error (9).

Junto con el desarrollo de esta disciplina, numerosos autores han planteado diversos análisis cefalométricos donde se han podido determinar distintos parámetros que han otorgado al nacimiento de éstos cierto grado de confiabilidad en su medición. No obstante, *no todos los parámetros tomados en las mediciones cefalométricas se mantienen estables durante el proceso de crecimiento y desarrollo craneofacial, sumando a esto la variación interindividual que pudieran presentar. Esto puede derivar en una discrepancia de las mediciones resultantes.*

La fijación de puntos o estructuras de referencia estables durante el proceso de crecimiento y desarrollo craneofacial del individuo constituye un factor fundamental en la precisión diagnóstica.

4.1 BASE CRANEAL ANTERIOR

4.1.1 Consideraciones de su estabilidad

En los años de 1920 Francis P. Bolton establece que la base de cráneo es un parámetro estable en el tiempo durante el proceso de crecimiento y desarrollo de un individuo, realizando un estudio longitudinal a largo plazo sobre el crecimiento cráneo-facial en niños.

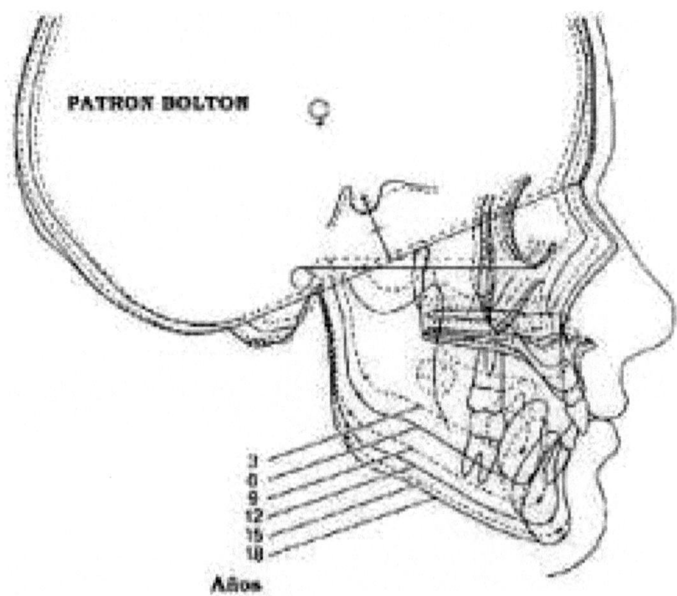

Fig. 1

La silueta radiográfica de la *base craneal anterior* ha sido usada como línea de referencia en diferentes análisis cefalométricos. Desde esta zona de relativa estabilidad a partir de los 7 años, es posible analizar el desarrollo de otras áreas de crecimiento más lento y tardío, como es la cara.

Algunos autores señalan que todas las áreas usadas en la actualidad como referencia están sometidas a algún tipo de cambio durante el crecimiento (10). Se plantea que incluso la técnica de superposición más común, la superposición sobre la base craneal anterior, expresa el crecimiento más anteriormente de lo que realmente ocurre. Estudios de Freeman realizados en 1950, demuestran que esta variación puede producirse debido al cambio en la posición de Nasion, el que se desplazaría hacia adelante con el crecimiento del seno frontal ocasionando cambios aparentes en las mediciones de los patrones esqueléticos en el tiempo (11).

Madsen (12) concuerda en que los planos de referencia craneofaciales de uso general tales como la base craneal anterior tienen defectos. Castro (13) señala que las mediciones que se realizan tomando como referencia este plano no son del todo confiables, asociando esta situación a la ubicación del punto Nasion en el límite externo de la sutura frontonasal, apartado de su base. Por esta ubicación, este punto sufriría cambios de remodelación con el crecimiento, lo cual puede producir variaciones a lo largo del desarrollo (14).

La migración de este punto dentro del plano Silla-Nasion es en la mayoría de las ocasiones hacia adelante siguiendo la dirección del mismo, pero en algunos casos puede ir en dirección vertical, originando mediciones alteradas (11). Esta misma situación la esbozó previamente Segner (15), quién plantea que Nasion cambia de posición durante el crecimiento, no solamente en sentido sagital sino además en sentido vertical. Es de suma importancia reconocer las variaciones que sufren los ángulos involucrados al relacionar los maxilares con el plano Silla – Nasion. Esto por la ubicación del punto Nasion en particular que pudiese llevar a una incorrecta apreciación de la realidad (11).

De todas formas la literatura en general mantiene el consenso de que a partir de los 7 años los incrementos en el tramo S-N son fundamentalmente debidos al fenómeno de aposición en el Nasion (14) desconociéndose con certeza si existen variaciones en cuanto a su inclinación. En la figura 2 se observa un adelantamiento sagital del punto Nasion a través del crecimiento según estudios realizados por Segner.

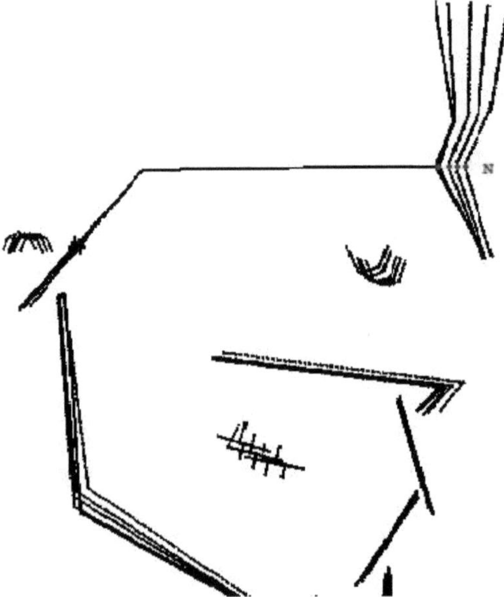

Fig.2: Superposición de los promedios obtenidos
de trazados en sujetos de 6, 9, 12, 15 y 18 años
obtenidos por Segner. Se observa un
adelantamiento del punto Nasion tomando

4.1.2 Consideraciones de su inclinación

La variabilidad de la longitud e inclinación de la Base Craneal Anterior entre individuos depende de la configuración craneal propia. Ésta es estable y ampliamente utilizada como parámetro.

Madsen (12) recoge en sus estudios sobre 57 sujetos grandes variaciones. Estas diversas inclinaciones de la base de cráneo pueden darnos una falsa idea de alteración en los valores que con ella se relacionan. Por un lado, los ángulos formados entre los planos verticales y el plano S-N, se verán disminuidos cuando la base esté muy inclinada, mientras que si la base tiende a ser más paralela a Frankfurt los valores de estos ángulos se verán aumentados. Por otro lado, los ángulos formados entre la base anterior y los planos horizontales sufrirán un aumento en sus valores cuando la base está más inclinada y disminución al estar más aplanada u horizontal (11,13).

Dada esta situación, Quirós recomienda medir la inclinación de la base anterior del cráneo respecto al Plano de Frankfurt cada vez que tengamos alguna duda sobre los valores obtenidos en las mediciones de los diversos análisis, y como medida compensatoria sumar o restar las diferencias obtenidas, dependiendo se trate de un aumento en la inclinación o de un aplanamiento (16).

Aun así, son muchos los autores y los análisis propuestos que utilizan al plano S-N como plano de referencia para sus mediciones. Encontramos entre otros los análisis de "Steiner", "Schwartz", "Downs", "Björk", "Bimler", "Bergen", "Lavergne", y "Moshiri". Otros como "Ricketts", "McNamara", "Delaire", "Leagan & Burstone" utilizan al punto Nasion como base para algunas de sus mediciones.

"No hay puntos o estructuras que no se modifiquen y que permanezcan estables. Esto ha conducido a la necesidad de recurrir a estructuras de referencia que sean menos afectadas por el crecimiento, menos inestables o que cesen antes en su crecimiento local." (Barrachina) (17).

"No todos los parámetros tomados en las mediciones cefalométricas son estables en el tiempo lo que puede constituir una discrepancia." (Canut)(6).

4.2 PLANO DE FRANKFURT

El plano de Frankfurt, es ampliamente usado como base estable para diferentes análisis durante el crecimiento. Se sabe que durante el crecimiento existe una migración del Porion y Orbital.

Bjork y Skiller en 1976 (18) demostró a través de implantes que efectivamente Orbital migra del cráneo durante el crecimiento como resultado de la aposición en el margen orbital inferior.

Greiner (18) trabajó con telerradiografías de cráneos secos divididos en un primer grupo de 2.5 a 5 años y un segundo grupo de entre 18 y 20 años de edad, registrando como resultado una pequeña variación en el ángulo formado por S-N y el plano de Frankfurt entre ambos grupos. Además, obtuvo variaciones en la posición del Porion y Orbital tanto en el sentido vertical como sagital.

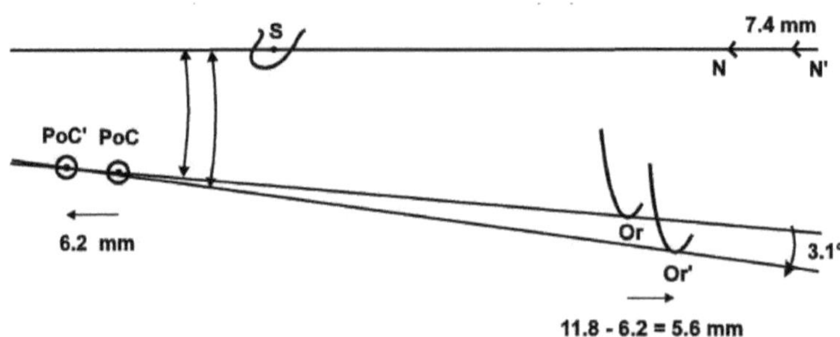

Fig.3: Cambios en el ángulo ente el plano de Frankfurt y la línea Sella-Nasion. Línea S-N superpuesta sobre S (18).

Los resultados del estudio de Greiner concluyen que las variaciones verticales fueron compensadas casi en su totalidad por los incrementos sagitales, lo que mantuvo el ángulo formado entre FH y S-N sólo con pequeñas variaciones (18). A pesar de esto, estas mínimas variaciones demuestran que no existe una relación constante entre los cuatro puntos de referencia (Po, Or, S, N) y que, por lo tanto, sufren variaciones en su disposición durante el crecimiento.

A pesar de no estar comprobada su estabilidad, el plano de Frankfurt tiene en la actualidad gran variedad de aplicaciones dentro del ámbito cefalométrico. Muchos son los estudios que lo incluyen dentro de sus mediciones. Dentro de estos estudios encontramos el "Análisis Cefalométrico de Ricketts", "Holdawe", "Downs", "Wylie", "McNamara", "Trujillo", "Riedel" y "Coben" (19).

4.2.1 Relación entre el plano de Frankfurt y la Base Craneal Anterior

La relación entre estos dos planos de referencia fue demostrada por primera vez en 1957 por Daugaard-Jensen, quién registró un ángulo casi constante de 7° durante el crecimiento (Fig.4) (18).

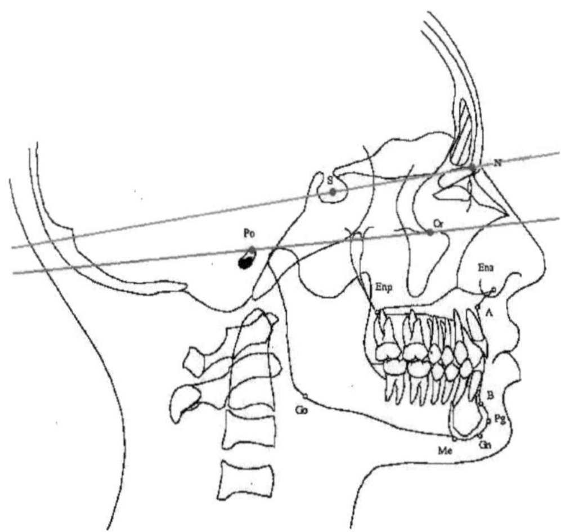

Fig.4: Trazado cefalométrico del Plano de Frankfurt y la Línea SN (19).

En general, se establece que en un individuo promedio, el plano S-N forma un ángulo de 6 a 7° con el plano de Frankfurt (20), sin embargo se encuentra una *amplia variación entre individuos*, lo que indica que este ángulo es característico de cada persona (18,21).

De existir una diferencia significativa con la angulación establecida como promedio (7°), se producirá una alteración en las medidas que tomen como referencia al plano Silla - Nasion, lo que ameritará una atención especial a esos valores, para evitar un diagnóstico erróneo (16).

En cuanto a su variación durante el período de crecimiento, Segner (15) estableció que el ángulo entre el plano de Frankfurt y Sella-Nasion no demostraba ningún tipo de cambio sistemático y permanecía entre 7.8° y 9.3° durante el crecimiento. En contraposición a Segner, Greiner (18) registró un pequeño incremento de 3.1° en este ángulo entre los 2 y 20 años.

5 *PLANO DE REFERENCIA VERTICAL*

5.1 VERTICAL PM

La Vertical Maxilar Posterior (PM) es uno de los planos más básicos e importantes en toda la cabeza. Es una línea vertical que se extiende superiormente desde la sincondrosis esfenoetmoidal (justo en la intersección entre las alas mayores del esfenoides y el piso craneal anterior) hacia abajo hasta el punto más bajo de la fosa pterigomaxilar (Fig.5). Demarca de modo natural las diversas contrapartes o equivalencias del complejo cráneo-facial. A los distintos procesos de depósito y resorción se le suman simultáneamente procesos de desplazamiento, lo que mantiene un equilibrio entre las diversas contrapartes.

Esta secuencia de remodelación y desplazamiento simultáneo mantienen al Plano Vertical Maxilar invariable durante el crecimiento (12).

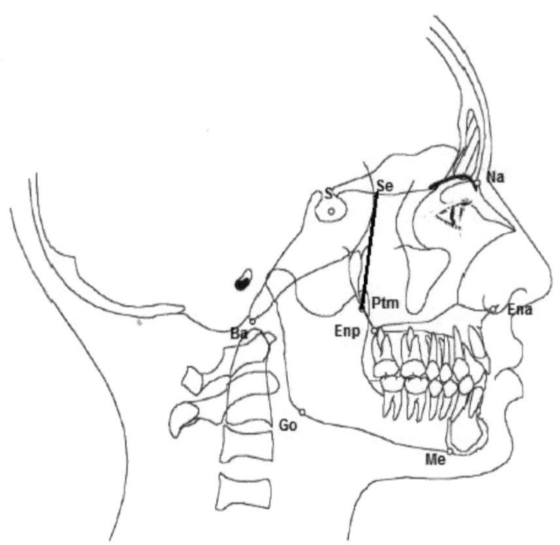

Fig.5: Vertical Maxilar Posterior (PM)

Se han llevado a cabo algunos estudios que utilizan a PM como un plano de referencia válido y estable. Oka utiliza 300 radiografías laterales de cráneo para establecer patrones cráneo-faciales de adultos japoneses con distintos tipos de maloclusión (Clase I, Clase II y Clase III), utilizando como referencia para ello a la Vertical Maxilar (22). Chang (23) realiza un estudio muy similar con resultados equivalentes.

Incisivo (24) realiza un estudio sobre 50 telerradiografías donde busca establecer la confiabilidad y la variabilidad de Plano Sella-Nasion y Plano de Frankfurt para el diagnóstico y plan de tratamiento de anomalías dentomaxilofaciales, tomando como plano de referencia la Vertical Maxilar. Dada la gran variabilidad obtenida en cuanto a la inclinación de la línea Sella Nasion y el Plano de Frankfurt, el autor recomienda la utilización de la Vertical Maxilar durante los análisis cefalométricos con el fin de obviar esa variabilidad.

Kuroe utiliza como líneas de referencia al Plano de Frankfurt y el Plano Maxilar Posterior en un estudio acerca de la variación en la orientación de la base craneal en una muestra de cráneos secos en tres grupos de diferentes poblaciones, obteniendo amplias variaciones en la orientación del cráneo entre europeos, asiáticos y africanos (25).

6 *FUNDAMENTO DE LAS MEDICIONES CEFALOMÉTRICAS PLANTEADAS*

(Según J.A. RAMÍREZ C.)

6.1 Resumen Conceptual

La cefalometria es un valioso elemento diagnóstico complementario que permite el análisis de las displasias esqueletales a través de mediciones lineales, angulares y/o posicionales. Un plano de referencia cefalométrico representa un área anatómica dentro del contexto cráneo-facial a partir de la cual nacen otras mediciones. Las variaciones de las mediciones angulares se ven influenciadas por el crecimiento y disposición de la estructura anatómica que toman como referencia. Esto es un factor importante para el clínico tratante puesto que *muchas veces la apreciación clínica no concuerda con el resultado cefalométrico.*

Para una correcta interpretación diagnóstica se hace indispensable que los planos de referencia utilizados sean estables y lo menos afectado posibles por el crecimiento de las zonas que representan. El no considerar variables como la *estabilidad durante el crecimiento y las variaciones interindividuales* puede llevarnos a errores de interpretación diagnóstica de las mediciones que de ellos se desprenden. Es objetivo de las mediciones planteadas considerar esto.

(Según J.A. RAMÍREZ C.)

7.1 Primera consideración: La Inclinación de la Base Craneal.

El enorme cerebro humano se expande alrededor de un segmento ventral medio mucho menor que se agranda (médula, puente, hipotálamo, quiasma óptico). Esto genera flexión de todo el lado inferior del cerebro dando como resultado la angulación de la base craneal.

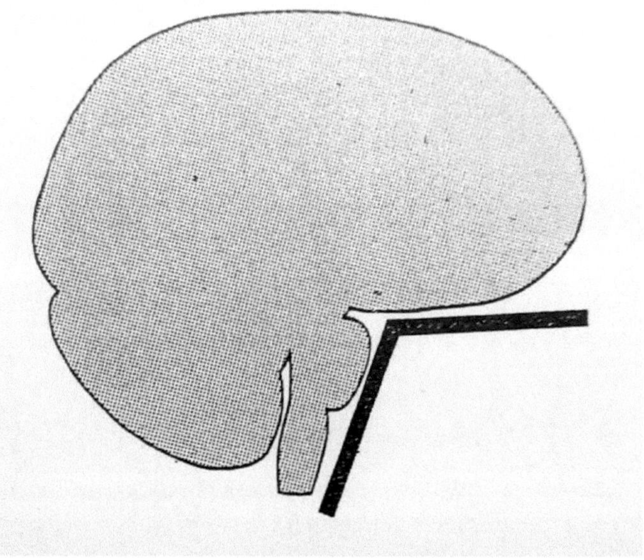

Fig. 6 (Enlow)

En 2000, considerando la importancia que cobra la *estabilidad* de las mediciones cefalométricas en pacientes en crecimiento, me surge la inquietud por estudiar las *variaciones en la inclinación de la base craneal anatómica* durante este período.

Poder medir estas variaciones permitiría una correcta interpretación de las mediciones que de ella se desprenden.

"Nunca se han considerado las diferencias en la disposición de la base craneal. Si ésta es muy abrupta u horizontal, es importante que conozcamos su posición con respecto a cualquier interpretación realizada en la cara, para no incurrir en errores de este tipo." (TM Graber)(26).

Lo planteado por Graber cobra especial importancia si queremos llegar a un diagnóstico certero. Sabemos que la base craneal presenta un ángulo promedio de 131° entre la base anterior y la posterior (N-S-Ba). Sabemos también que diversos autores han tomado como referencia la base anterior S-N, a partir de la que surgen otras mediciones. En la eventualidad que se presentara una angulación aumentada (> a 131°) o disminuida (< a 131°), no podremos saber a expensas de qué estructura se generó esta variación, si a partir de la base anterior o posterior o ambas.

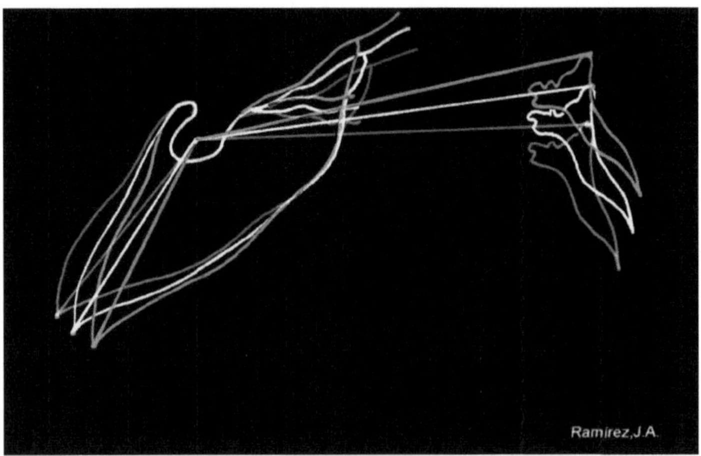

Fig.7: Monografía (2001): variaciones en la inclinación de la base anterior y posterior (Ramìrez C., J.A.)(27).

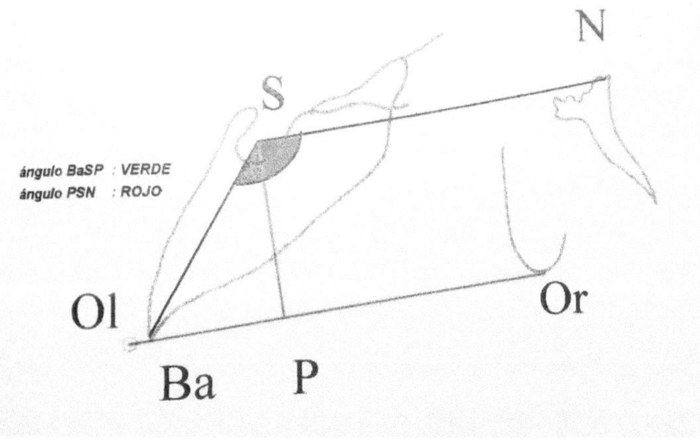

Fig. 8 (Ramírez C., J.A.)(27)

En el año 2000 (27) diseño un modelo cefalométrico aplicado a 150 telerradiografías, que toma esta Base Craneal Anterior y Posterior relacionándola con el plano Ol-Or (Oliva-Orbital) a través de una perpendicular que sale de este último hacia el punto S, bisectando el ángulo N-S-Ba. Esto permitiría detectar sus variaciones. Los resultados mostraron cambios angulares durante el proceso de crecimiento y desarrollo en los distintos grupos etarios (Fig. 8). Sin embargo, pese a haber dividido el ángulo de la base no se pudo definir dónde estaba el origen de estas variaciones, si en la base craneal o en la inclinación del plano de referencia (Ol-Or).

7.1.1 Elección de una línea de referencia vertical

En 2004 (28), a partir de una muestra de 150 telerradiografías tomando distintos grupos etarios representativos del proceso de crecimiento y desarrollo, utilizo la Vertical Maxilar llevando a cabo un estudio donde formulo un modelo cefalométrico (Fig. 9) conformado por la base craneal anterior (plano Sella-Nasion), la base posterior (plano Sella-Basion), la Vertical Maxilar (plano PM1) y su paralela (PM2). También se incluyó el plano sugerido Oliva - Orbital. Los resultados evidenciaron que el ángulo formado entre la base craneal anterior (S-N) y el Plano Maxilar Posterior (PM) permanece estable sin sufrir variaciones durante el período de crecimiento. No sucede lo mismo con el ángulo formado entre Oliva-Orbital (Ol –Or) y PM (28).

El modelo cefalométrico diseñado con la vertical maxilar PM1 y su paralela PM2 midiendo diversas estructuras anatómicas permitió *definir su propia estabilidad, también la de la base craneal* y *detectar de manera específica las variaciones en el plano OI-Or.*

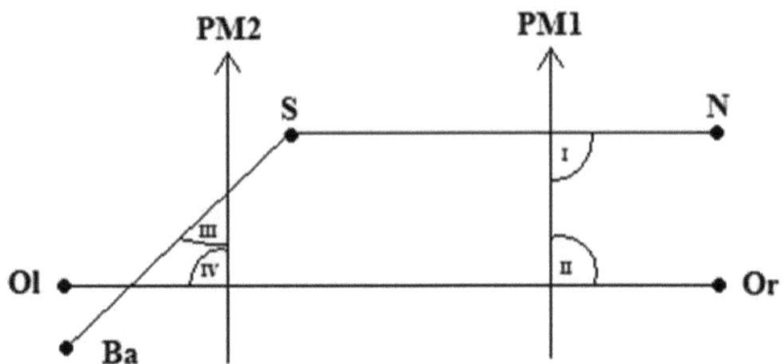

Fig. 9: (Ramírez C., J.A.) (28)

En 2009 (29) con el fin de determinar la *estabilidad del Plano de Frankfurt intracraneal,* desarrollo un modelo cefalomètrico (Fig.10) tomando como referencia a la vertical PM y a la base craneal contrastando la edad infantil (6 a 8 años) con la prepuberal (10 a 12 años) y la juvenil (18 a 21 años). Se realizó un estudio descriptivo en el que se analizaron 150 Telerradiografías laterales de cráneo de sujetos ortognatas Clase I de Angle sin tratamiento ortodóncico.

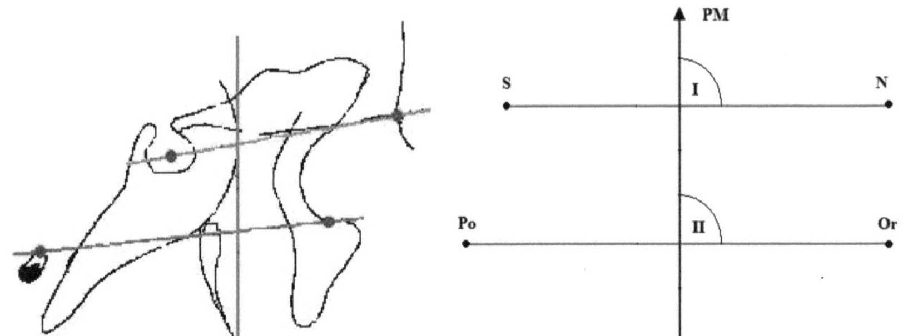

Fig.10: Esquema de ángulos cefalométricos I y II en su ubicación topográfica y la monografía correspondiente. Considerar que la recta Sella Nasion no es necesariamente perpendicular a la recta Porion Orbital (FH) (29)

En cuanto a los resultados según el modelo propuesto, la estabilidad del ángulo I (PM/S-N) sumada a la invariabilidad que mantuvo el ángulo II (PM/Frankfurt), fueron indicativos de que los planos que constituyen los ángulos no sufrieron inclinaciones durante el período de crecimiento.

La desviación estándar obtenida para el ángulo I fue amplia en todos los grupos, existiendo un gran grado de dispersión en los datos. Esto confirmó la *amplia variabilidad interindividual de la inclinación de la Base Craneal Anterior* (11, 12,13, 26).

Por el contrario, los bajos coeficientes de variación encontrados para el plano de Frankfurt, sugirieron sólo leves diferencias entre individuos.

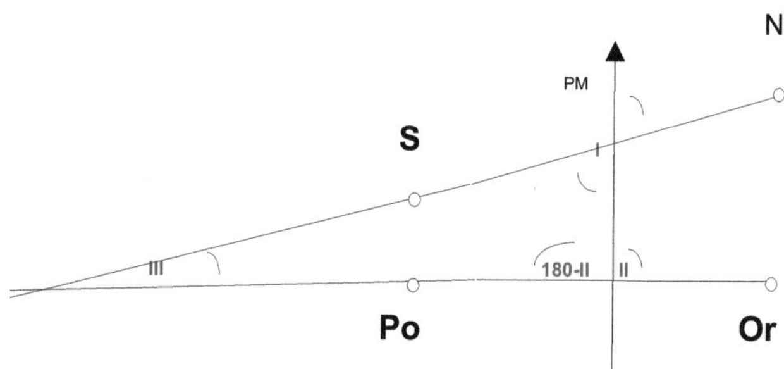

Fig.11: Monografía de la determinación del ángulo III (Ramìrez C., J.A.)(29)

Los ángulos a medir permitían valorar los cambios en la relación de las rectas. La medición del ángulo III permitió apreciar las variaciones que se produjeron en el ángulo formado entre las rectas Sella-Nasion y Porion-Orbital durante el crecimiento (Fig.11)

Como el ángulo III era una función de los otros dos, de existir variaciones en él, los ángulos I y II nos permitían verificar si los cambios fueron a partir de variaciones en uno o en el otro.

Las variaciones propias de un cambio de inclinación de cualquiera de las rectas se verán manifestadas en las variaciones de medidas angulares que las relacionan.

Se podría cuestionar que la invariabilidad en las mediciones de los ángulos I y II podía deberse a una rotación del modelo geométrico en torno a un punto arbitrario Sella (S) (Fig.12), pero esta situación implicaría un movimiento proporcional y sincrónico de los seis puntos que lo conforman, lo que es prácticamente imposible según los vectores de crecimiento craneofacial establecidos (29).

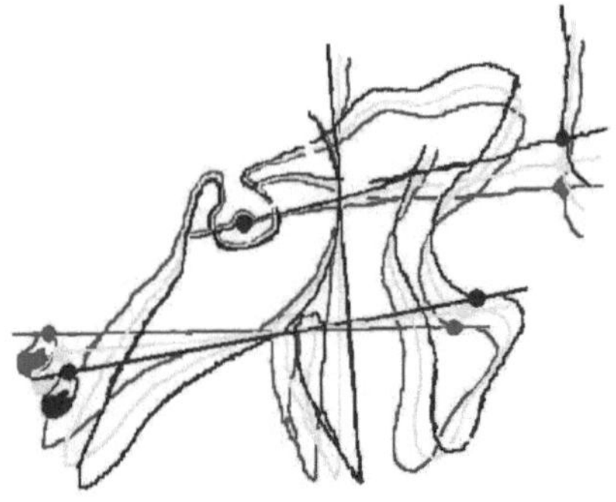

Fig. 12

Observé en este estudio que el relacionar *una vertical* (PM) con *dos horizontales* (Base Craneal (S-N) y Plano de Frankfurt (Po-Or)), nos permitió detectar de manera más precisa dónde se produjo el cambio frente a las variaciones angulares.

En los modelos cefalomètricos planteados se utilizó la Vertical Maxilar Posterior (PM), uno de los planos más básicos e importantes en toda la cabeza. Es un límite anatómico natural que representa la interfaz de contacto entre ciertos sitios craneales y faciales claves para el crecimiento, la remodelación y el desplazamiento (30)

PM es un plano referencial válido y estable. (22, 23, 24, 25)

Pude inferir en este proceso que, si bien es cierto la base craneal anterior constituye un plano de referencia estable durante el período de crecimiento, su amplia variabilidad interindividual nos puede conducir a errores interpretativos de las mediciones que de ella se desprenden. No sucede lo mismo con los planos PM y de Frankfurt.

El hecho de clasificar a un paciente no debe basarse únicamente en un trazado cefalométrico, pues todas las mediciones presentan sus ventajas y limitaciones, como la no coincidencia en los diagnósticos de cada método. (31).

Esta situación me llamó profundamente la atención (!). Pese a la diversidad de los métodos cefalométricos presentes, *lo esperable y fundamental es que estén alineados en el diagnóstico de un individuo. Esto no siempre sucede.*

Esto me llevò en 2013 a desarrollar un estudio comparativo entre paràmetros esqueletales segùn cefalograma de Ricketts y las mediciones cefalomètricas propuestas SPV, SPI, SPM, BA y BP, en pacientes ortognatas (32). Cuando se hizo la comparación entre el ángulo de la Altura Maxilar del cefalograma de Ricketts con el ángulo SPV (Ramìrez C., J.A.), se observó que no existe una relación estadísticamente significativa entre ellos pese a estar midiendo lo mismo:

Altura Maxilar (Ricketts):

Es el ángulo formado por los planos Nasion - Cf y Cf - punto A (Fig.13) (33).

Interpretación: Esta medida indica la ubicación vertical del maxilar. Los valores mayores a la norma reflejan un crecimiento excesivo del complejo nasomaxilar, mientras que los valores menores a la norma indican un crecimiento vertical deficiente (33).

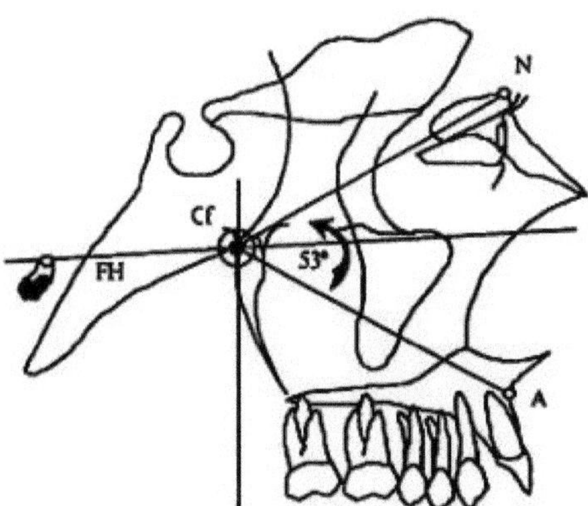

*Fig.13: Altura Maxilar, formado por los planos
Nasion - Cf y Cf - punto A. (33).*

Ángulo SPV (Ramírez, J.A.):

Formado por los planos "Vertical S" y S-Ena (Silla-Espina nasal anterior). Éste ángulo define el crecimiento vertical de la estructura maxilar. Valores menor a la norma reflejan un crecimiento vertical excesivo. Valores mayor a la norma indican un crecimiento vertical deficiente (Fig.14) (34).

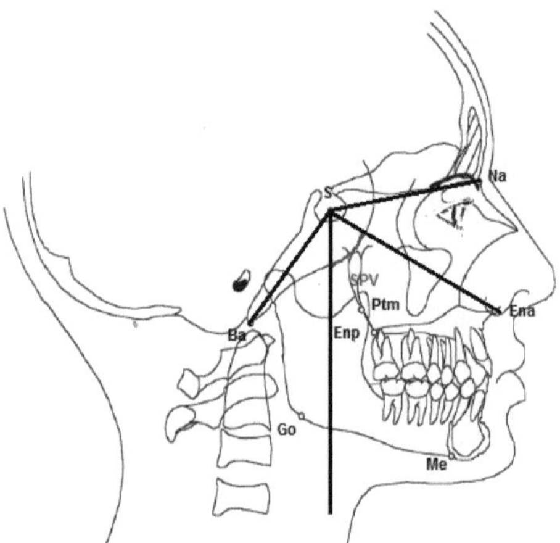

Fig.14: Ángulo SPV: formado por una recta desde el punto S hasta la Espina nasal anterior (Ena), (34).

Cabe la pregunta de *por qué habría una diferencia diagnóstica entre ambas mediciones en la determinación de la altura maxilar?* Una respuesta evidente podría ser que toman distintas referencias anatómicas. Sin embargo no es muy alentador encontrarnos con diferentes diagnósticos para un mismo caso.

Vemos que en el caso de Ricketts, éste considera dentro de su ángulo N-Cf-A el punto Nasion, que representa el límite anterior de la base anterior del cráneo en el límite externo de la sutura frontonasal. Por su ubicación, este punto sufre cambios de remodelación con el crecimiento (35). Si bien es cierto, la base craneal anterior como parámetro es estable intraindividualmente en su *inclinación* durante el proceso de crecimiento craneofacial, presenta variaciones interindividuales significativas (29) lo que constituye una variable adicional en la medición de la altura maxilar de Ricketts, relativizándola.

Por otra parte, el ángulo SPV toma como referencia la "Vertical S" que se forma producto del traslado de la vertical PM hacia el punto S (Fig. 25) que corresponde al punto ubicado en el centro de la silla turca del esfenoides (33). La pared anterior de la silla turca y la lámina cribosa permanecen inmutables después del quinto año de vida (10). Esto significa que ningún cambio por crecimiento o remodelación afecta estas áreas estables en ese periodo. El resto de ella continúa remodelándose y la reabsorción de la parte posterior predomina hasta los 16-17 años (6).

La cabeza humana no crece de forma homogénea, como un balón que se hincha, sino que cada región crece según unas leyes particulares en dirección e intensidad. Debido a este hecho, es que se hace necesario encontrar estructuras fijas que sirvan de referencia para poder medir en el tiempo los cambios dimensionales que tienen lugar en el complejo dentofacial. Es imposible encontrar la estabilidad absoluta en el cráneo y la cara en desarrollo, puesto que todos los huesos están en crecimiento a la vez y además se encuentran cambiando. No hay puntos o estructuras que no se modifiquen y que permanezcan estables. Esto ha conducido a la necesidad de recurrir a estructuras de referencia que sean lo menos afectadas por el crecimiento, menos inestables o que cesen antes en su crecimiento local (17).

Otro ejemplo en el estudio es el resultado de la comparación de la Deflexión Craneal de Ricketts con la medición de la base craneal BA y BP (Ramírez, J.A.) (32):

Deflexión Craneal (Ricketts):
Se mide por el ángulo menor entre el Plano de Frankfurt y el Plano Basion - Nasion (Fig.15). Muestra las displasias basales y esqueletales (33)
Interpretación: Indica la angulación de la base del cráneo. Los valores mayores a la norma indican bases craneales anguladas, propias de pacientes con un patrón de crecimiento horizontal (cráneo braquicefálico). Los menores a la norma indican bases

craneales planas, propias de pacientes con un patrón de crecimiento vertical (cráneo dolicocefálico) (33).

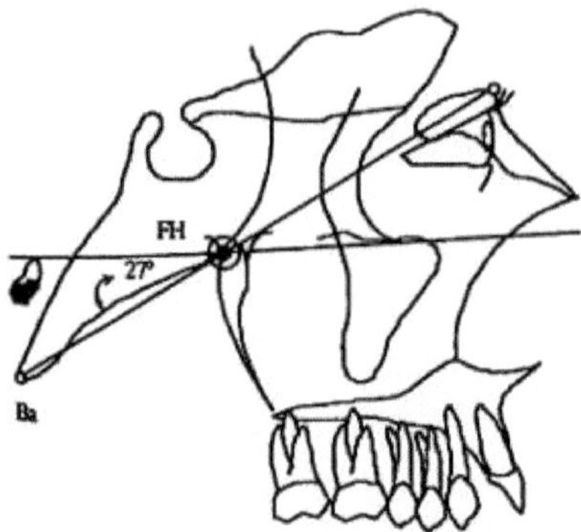

Fig 15: Deflexión Craneal, ángulo menor entre el Plano de Frankfurt y el Plano Basion - Nasion, (33).

Ángulos BA y BP (Ramírez, J.A.):

Formados a partir de los planos Ba - S (Basion-Silla) y S - N (Silla-Nasion) y la *división de la base* del cráneo (N-S-Ba) por la "Vertical S" que se desprende del punto Silla (S). Se forman los ángulos BA (base anterior) y BP (base posterior) que determinan respectivamente la *angulación anterior y posterior de la base.* Esto permite detectar de manera específica a expensas de qué estructura se produjo el fenómeno, si de la base anterior, posterior o de ambas (Fig.16) (34).

Interpretación: si BP está en norma y BA aumentado tendremos una base craneal (N-S-Ba) abierta a expensas de la base anterior, màs característico de un paciente dòlicofacial. Si BP está aumentado y BA en norma, también estaremos en presencia de una base craneal (N-S-Ba) abierta, pero a expensas de la base posterior, también más tendiente a un dòlicofacial. Si ambos están aumentados se produce el mismo fenómeno, esta vez a expensas de ambas estructuras. Cuando se produce a la inversa, donde la base en todos los casos se presenta disminuida, estaremos en presencia de un patrón de crecimiento braquifacial.

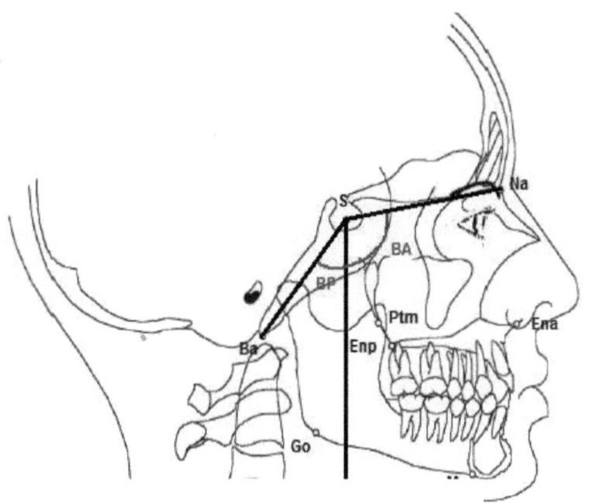

Fig.16: Formación de los ángulos Ba y Bp,
producto de la división de la base de cráneo
por la vertical S desde el punto Silla (S) (34).

Entendiendo que la base craneal en su proceso de crecimiento y desarrollo puede presentar modificaciones a expensas del punto Nasion y también del Basion, presento un modelo comparativo (Fig.17) que ilustra estas variaciones. Esto lleva a diversas situaciones diagnósticas respecto de la *inclinación de la base* (Tabla 1), que *en algunos casos no concuerdan al comparar ambos métodos* (32).

En rojo se presenta la medición de la Deflexión Craneal de Ricketts y en azul Ba y Bp (Ramírez J.A.)

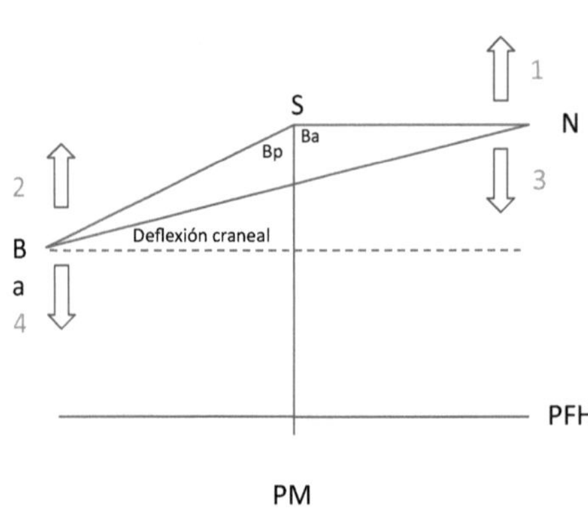

	Método Ricketts	Método Propuesto
Situación 1	Braqui	dòlico
Situación 2	Dòlico	dòlico
Situación 3	dòlico	braqui
Situación 4	braqui	braqui

Tabla 1: Diferentes situaciones diagnósticas respecto de la inclinación de la base craneal, en la medición de los ángulos de deflexión craneal de Ricketts y ángulos de la base Ba y Bp (Ramírez, J.A.), al modificar la posición de Basion y Nasion (32)

Fig.17: Modelo que muestra las variaciones de posición de los puntos anatómicos Basion y Nasion (Ramìrez C. J.A.)(32)

Situación 1:

Si sólo el punto Nasion (N) se presenta más vertical, el ángulo BA lo detectará aumentando su valor reflejando una *base abierta*, màs característico de un dòlicofacial. En el caso del ángulo de la Deflexiòn Craneal se aumentará su valor indicando una *base cerrada*, propio de un braquifacial.

Situación 3:

Si sólo el punto Nasion (N) se presenta más horizontal, el ángulo BA lo detectará disminuyendo su valor reflejando una *base cerrada*, característico de un braquifacial. En el caso del ángulo de la Deflexiòn Craneal se disminuirà su valor indicando una *base abierta*, propio de un dòlicofacial.

Las *Situaciones 2 y 4* concuerdan en el diagnóstico.

Ahora bien, si observamos los fenómenos veremos que la no concordancia se produce a expensas de las variaciones del punto Nasion ubicado en la base anterior. Podemos inferir de esto que la medición de la Deflexiòn Craneal de Ricketts está considerando exclusivamente las variaciones del Basion para determinar las características de la base craneal y clasificar facialmente al individuo. No detecta los fenómenos del Nasion que representa los cambios en el proceso de crecimiento y desarrollo de una base anterior con amplias variaciones interindividuales en su inclinación. Una interpretación parcial de los fenómenos puede llevarnos a una contradicción en el diagnóstico.

Las variaciones interindividuales en la inclinación de la base anterior (S-N) (29), no afectarían al punto S, ya que estas son a expensas de variaciones verticales del punto Nasion.

Creo esencial considerar en la Cefalometrìa la *importancia de la representatividad de lo que realmente deseamos medir.*

No hay un método cefalométrico mejor, sino más o menos válido para el objetivo que se persigue cuantificando las relaciones espaciales dentomaxilares y craneofaciales (36).

El uso de los trazados cefalométricos presenta como desventaja que muchos de ellos proveen una descripción parcial y localizada (31).

7.2 Segunda consideración: La Inclinación del Plano Mandibular

El biotipo facial es uno de los primeros datos a obtener, ya que nos sugiere un esquema básico de tratamiento, conductas terapéuticas a seguir y una dirección inicial de planificación (37).

El biotipo facial puede estar determinado por varios factores anatómicos como la inclinación de la base craneal anterior, la relación intermaxilar o la angulación del Gonion. Sin embargo, creo que es la *inclinación del plano mandibular (cuerpo mandibular) el mayor determinante de la biotipología facial. Éste* define de manera más clara si la cara es corta o larga, si es braqui o dòlicofacial.

La importancia del plano mandibular radica en jugar un rol anticipador de los cambios en las relaciones intermaxilares fundamentalmente en sentido vertical en la etapa de crecimiento y desarrollo de entre los 8 y 14 años de edad (29).

Es esperable que un paciente dólicofacial presente hiperdivergencia en el tercio inferior facial entre otras características. Este aspecto es lo más relevante en la clínica ortodóncica para la toma de criterios terapéuticos. *Debemos tener presente que es en este tercio inferior donde está nuestro campo de acción correctivo ortodóncico – ortopédico frente a las displasias esqueletales.*

"Los ángulos expresan una proporción entre dos líneas. Sin embargo, es difícil interpretar en ángulos la desviación de la norma y decidir qué lado del ángulo se considera fijo y cuál variable." (Barrachina) (17)

Para definir la biotipología facial, debemos medir ángulos *relacionando diversas estructuras anatómicas. Si relacionamos el cuerpo mandibular con la base craneal que es estable en el crecimiento pero con amplias variaciones interindividuales o con la rama mandibular (Trujillo) que experimenta* alteraciones por remodelación durante el crecimiento con un ángulo goniaco que se modifica para conservar una relación de posición constante entre los arcos superior e inferior (38); o con el maxilar superior

(Schwartz) que puede presentar diversas inclinaciones. *Esto nos brindará un valor angular representativo de una biotipología, pero no individualizará de manera específica dónde se generó la variación, si fue a expensas de una o de ambas estructuras.*

Creo fundamental *centrar el foco en nuestro campo de acción*, el *tercio inferior facial*. Debebos tambièn cuantificar (medir) su vector de crecimiento (inclinación) relacionándolo con un parámetro estable y sin variaciones interindividuales. Esto permitirá individualizar de manera específica las variaciones angulares de nuestro objetivo anatómico sin "contaminar" la medición al relacionarla con estructuras anatómicas variables.

En 2013 diseño un estudio cefalométrico comparativo en 74 pacientes clasificados como dólicofaciales según el cefalograma de Björk – Jarabak, entre 7 y 21 años de edad. El objetivo del estudio fue determinar la hiperdivergencia del cuerpo mandibular como determinante de la altura facial inferior en pacientes dólicofaciales. Se relacionaron el ángulo intermaxilar de Schwarz, el ángulo gonial de Trujillo y el ángulo SPM (Ramírez, J.A.), en la medición del vector de crecimiento mandibular (inclinaciòn) (43).

Análisis cefalométricos relacionados con el estudio:

a. Análisis de Björk – Jarabak

El análisis cefalométrico de Björk – Jarabak (Fig.18) es usado para evaluar el patrón de crecimiento facial en sujetos con oclusión normal o con maloclusión (39).

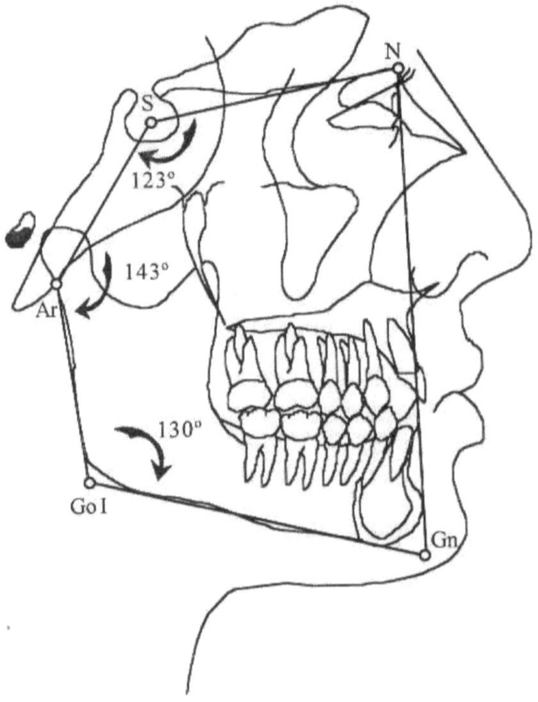

Fig.18. *Sumatoria de los ángulos (40).*

b. Análisis de Trujillo

Ángulo Goniaco o de la Morfología Mandibular (nombre arbitrario para el estudio):

Es el ángulo formado por la intersección del plano mandibular (Go – Me) y el plano posterior de la rama ascendente que se forma al trazar una recta entre el punto condilar posterior (CdP) que es el más posterior del cóndilo y el punto más posterior del borde del ángulo de la mandibula (Fig.19) (40).

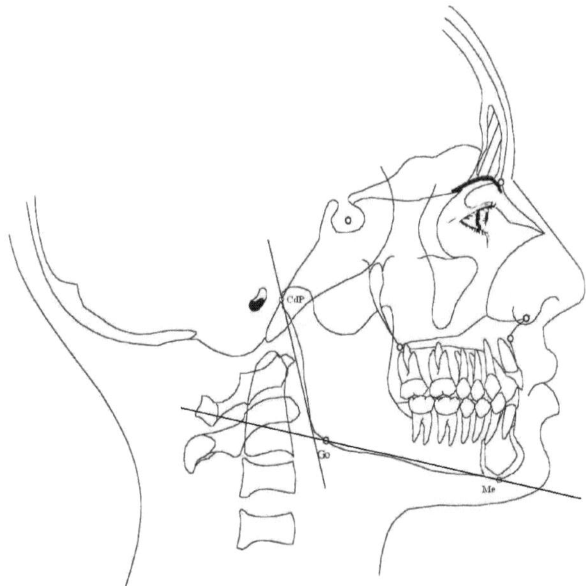

Fig.19 Ángulo de la morfología mandibular (40).

c. Análisis de Schwarz

Ángulo Bimaxilar o de la Relación Intermaxilar:

Es el ángulo que se forma en la intersección de los trazados de los planos maxilar o biespinal (ANS-PNS) y mandibular (Go-Me) (Fig.20) (41).

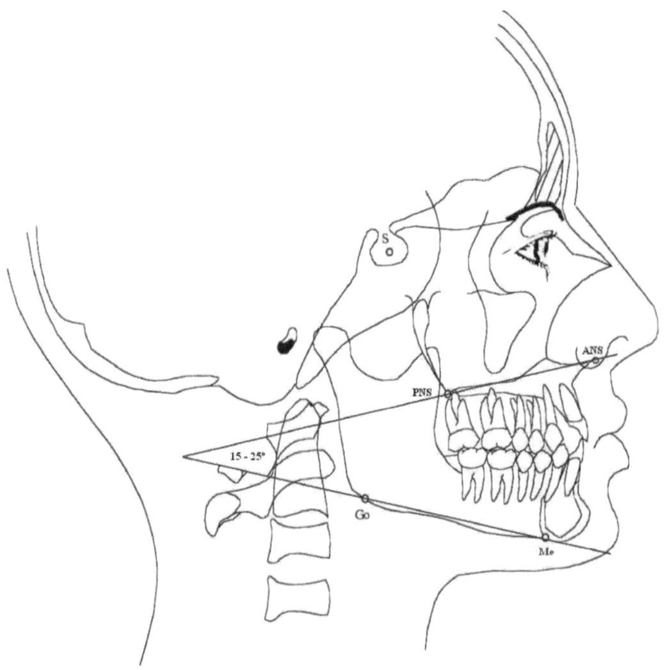

Fig.20 Ángulo Bimaxilar (40).

d. Ángulo de Inclinación Mandibular SPM (Ramírez, J.A.) o de la Morfología Facial:
Relaciona la posición relativa de la mandíbula con el resto de la cara (proceso nasomaxilar). Se construye a partir de una vertical que sale de la base del cráneo y se relaciona con el plano mandibular (34). La vertical se construye con la unión de los puntos sincodrosis esfenoetmoidal y Ptm (es el punto más inferior del contorno de la fisura pterigomaxilar (38,40). Al unirlos, se forma la vertical maxilar posterior (PM) (Fig.21).

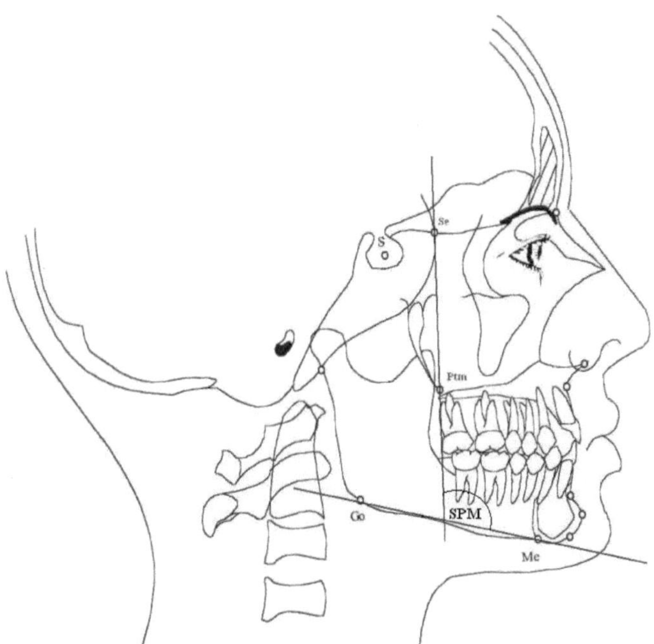

Fig.21 Ángulo SPM (34).

Se *observó en el estudio que hubo una hiperdivergencia manifiesta en la mayoría de los casos para el ángulo intermaxilar de Schwarz. La hiperdivergencia del ángulo Goniaco no alcanzó el 35% de los casos y el ángulo SPM detecta inclinación del plano mandibular en poco menos de la mitad de los pacientes estudiados (43).*

El presente estudio tuvo como objetivo evaluar el vector de crecimiento o inclinación del cuerpo mandibular en pacientes dólicofaciales clasificados según Bjórk-Jarabak. En este universo se hacía interesante evaluar la altura facial inferior relacionando el ángulo de la Morfología Facial (SPM), de la Morfología Mandibular (Trujillo) y de la Relación Intermaxilar (Schwartz).

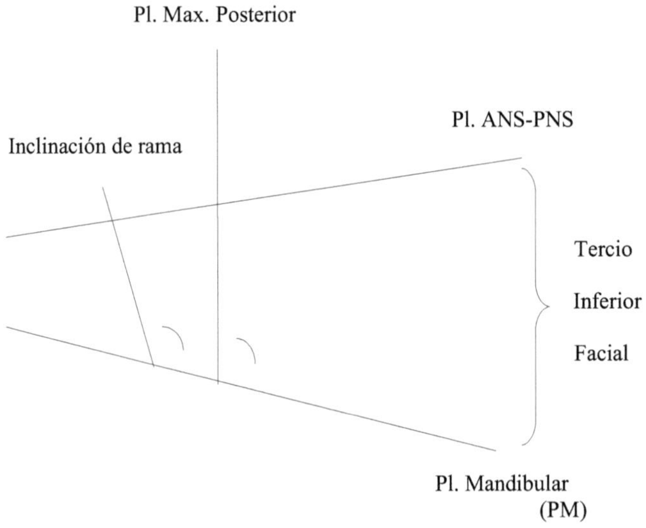

Fig.22 Esquema de la relación de los tres ángulos (SPM, Schwarz y Trujillo) (Ramìrez C., J.A.).

Es esperable que en dolicocefálicos el plano oclusal rote hacia una *alineación inclinada de toda la mandíbula de modo descendente (38). La inclinación del plano mandibular es el determinante mayor de la dimensión vertical de la cara (corta o larga).* Diversos reportes establecen una relación entre el desarrollo del complejo maxilofacial y los diferentes tipos de caras (42).

Al evaluar la inclinación del cuerpo mandibular en pacientes dólicofaciales clasificados según Björk-Jaraback, se observó que *no siempre se encontró patrones de hiperdivergencia mandibular:*

En el ángulo Goniaco de Trujillo un bajo porcentaje se presentó hiperdivergente. Sin embargo, no se pudo determinar a expensas de qué estructuras se generó ésta, si de la rama, del cuerpo o ambas (43).

Pese a la alta incidencia de hiperdivergencia del ángulo intermaxilar de Schwartz no se pudo determinar la inclinación del cuerpo mandibular, ya que un aumento pudo ser a expensas del plano maxilar (43).

El ángulo SPM (Ramìrez,J.A.) se presentó aumentado en poco menos de la mitad de los pacientes dólicofaciales estudiados (43). Al estar relacionado con un parámetro estable (PM), las fluctuaciones de los valores de este ángulo dependen exclusivamente de los cambios en la inclinación del cuerpo mandibular.

Pude observar que lo relevante de este estudio fue que al relacionar el Gold Standard (Björk-Jaraback) con SPM, del total de clasificados como dòlicofaciales (B-J) *sòlo un 45% presentó hiperdivergencia manifiesta del cuerpo mandibular (SPM), determinante clave de la dimensión vertical de la cara (43).*

Se realizó el mismo estudio en 49 pacientes clasificados como Braquifaciales según Björk-Jaraback. El resultado arrojó *sólo un 59% de hipodivergencia del tercio inferior de la cara (SPM) en los pacientes estudiados (44).*

Aún no ha existido un método que extraiga la totalidad de la información presente en los registros de los pacientes para analizar su crecimiento y los cambios que este conlleva (45). Se considera que la profundización de los estudios de diagnóstico ortodóncico ha contribuido al enriquecimiento del mismo y ha dado la oportunidad de conocer lo difícil de esta problemática, donde se muestran nuevas motivaciones en el trabajo científico que puedan redundar en un conocimiento más integral de los pacientes (46).

8 <u>El MÈTODO</u>

(Según J.A. Ramírez Caballero)

8.1 La Vertical Maxilar PM como referencia

La medición utiliza como base la Vertical Maxilar Posterior (PM), parámetro que, como hemos concluido, presenta pocas variaciones interindividuales y es estable durante el proceso de crecimiento y desarrollo craneofacial (28, 29, 30).

El límite vertical PM es un plano anatómico y morfogénico natural relacionado de manera directa con los elementos que establecen el diseño facial fundamental. Es uno de los planos estructurales y del desarrollo más importantes en el cráneo y la cara (28).

Demarca de modo natural las diversas contrapartes o equivalencias anatómicas del complejo craneofacial. El lóbulo frontal, la fosa craneal anterior, la parte superior del complejo etmomaxilar, el paladar y el arco superior son contrapartes mutuas ubicadas delante de la línea PM. Todas estas regiones cuentan con límites posteriores a lo largo de dicho plano vertical. De igual manera, el lóbulo temporal, la fosa craneal media y el espacio bucofaríngeo posterior son contrapartes recíprocas localizadas detrás del plano PM. Los límites anteriores de estas partes se localizan con exactitud a lo largo de dicha línea vertical. El plano PM es una interfaz de desarrollo entre la serie de equivalencias al frente y detrás del mismo. Esta línea clave, conserva estos vínculos fundamentales a través del proceso de crecimiento (28).

8.2 Desarrollo del método

El Plano "Vertical S" paralelo a PM es un eje que representa el proceso facial o cara. A partir de este nacen cinco ángulos: BA (Base Anterior), BP (Base Posterior), SPV (Crecimiento Vertical Maxilar), SPI (Inclinación Maxilar), SPM (Inclinación del Cuerpo Mandibular), producto de la unión de diversos puntos cefalométricos: Ba (Basion), S (Sella), N (Nasion), ANS (Espina Nasal Anterior), PNS (Espina Nasal Posterior), Go (Gonion), Me (Menton) (34).

8.2.1 Puntos Anatómicos:

- **Basion (B):** Es el punto más anterior e inferior del foramen magno, o el punto más posterior e inferior de la apófisis basilar del occipital (33).

- **Espina nasal anterior (Ena):** Es un punto en la parte más anterior del proceso espinoso del maxilar superior, sobre el margen inferior de la cavidad nasal(33).

- **Espina nasal posterior (Enp):** Es el punto más posterior del contorno horizontal de los huesos palatinos (33).

- **Fisura Pterigomaxilar (Ptm):** Es el punto más inferior del contorno de la fisura pterigomaxilar formado anteriormente por la tuberosidad retromolar de la maxila, y posteriormente por la curvatura anterior del proceso pterigoides del hueso esfenoides (33).

- **Gonion (Go):** Se ubica en el punto de unión del borde posterior de la rama con el borde inferior del cuerpo de la mandíbula, es decir, es el centro del contorno postero - inferior de la mandíbula (33).

- **Menton (Me):** Es el punto más inferior de la sínfisis de la mandíbula (33).

- ***Nasion (N):*** Es el punto más anterior de la sutura frontonasal, ubicada sobre el plano sagital medio (33).

- ***Sincondrosis Esfenoetmoidal (Se):*** Es la intersección del promedio de las sombras derecha e izquierda de las alas mayores del esfenoides con el piso anterior de la fosa craneal anterior, vistas en una radiografía lateral de cráneo (33).

- ***Silla Turca (S):*** Es el punto ubicado en el centro de la silla turca del esfeniodes (33).

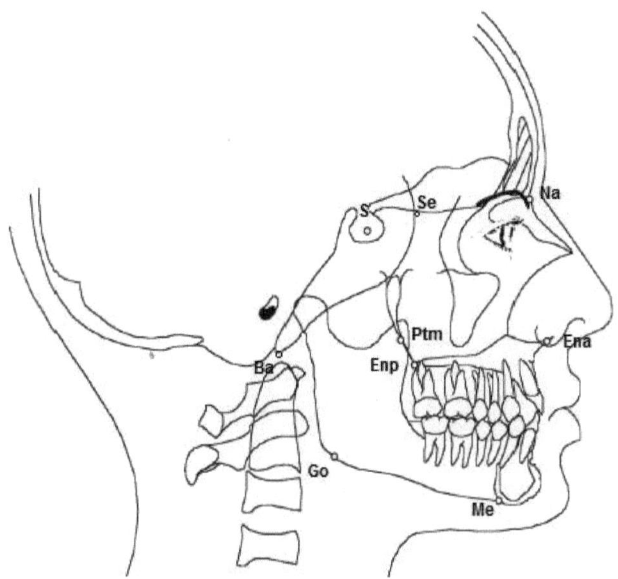

Fig.23 Puntos anatómicos utilizados en
método de J.A Ramírez C, (34)

8.2.2 Medidas Cefalométricas:

a. Vertical Maxilar Posterior

La vertical se construye con la unión de los puntos Se (Sincodrosis Esfenoetmoidal) que es el punto más superior de la sutura fronto esfenoetmoidal y Ptm que es el punto más inferior del contorno de la fisura pterigomaxilar, formado anteriormente por la tuberosidad retromolar de la maxila, y posteriormente por la curvatura anterior del proceso pterigoides del hueso esfenoides (Fig. 24) (33, 38).

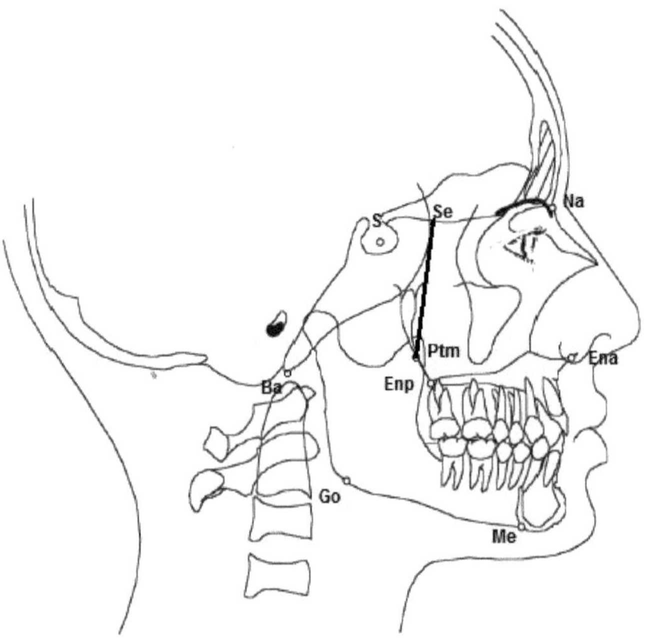

Fig.24: Trazo de Vertical Maxilar Posterior, formada por una recta desde el punto "Se" hasta "Ptm" (34).

b. Traslado de Vertical PM a punto S (Silla)

La vertical PM se traslada hacia el punto S para dividir la base de cráneo en anterior y posterior (Fig. 25). Esta vertical trasladada recibe el nombre de "Vertical S".

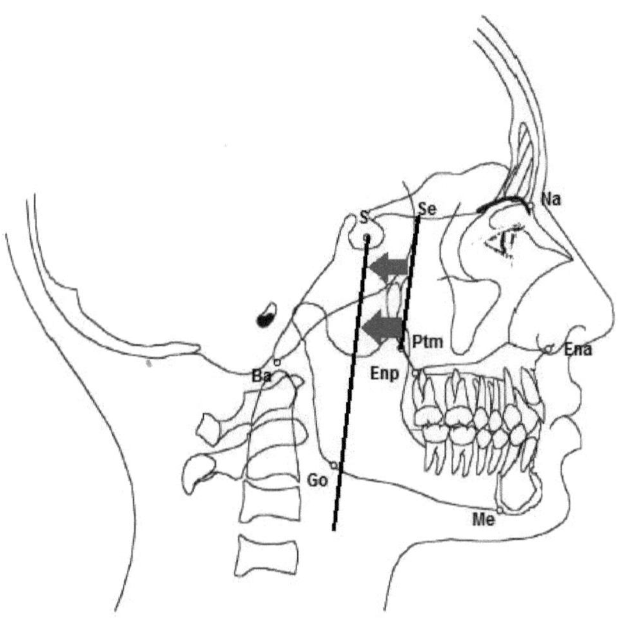

Fig.25: Traslado de vertical PM hasta el
punto Silla, recibiendo el nombre de
"Vertical S" (34).

c. Ángulos BA y BP

Formados a partir de los planos Ba-S (Basion-Silla) y S-N (Silla-Nasion) y la división de esta base craneal en el punto S por la "Vertical S". Con estos ángulos se puede determinar la angulación anterior y posterior de la base del cráneo. Norma ángulo BA: 102,1°+/- 2,5. Norma ángulo BP: 29,2° +/- 4,5 (Fig. 26) (34).

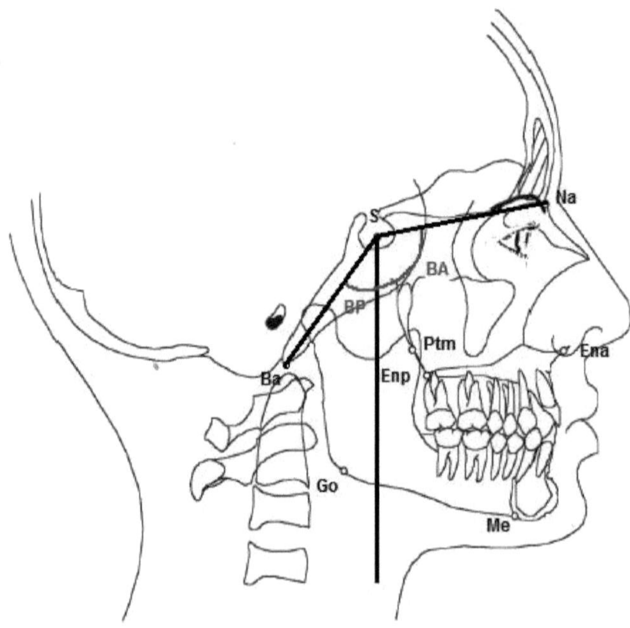

Fig.26: Formación de los ángulos BA y BP
producto de la división de la base de cráneo
en dos por la "Vertical S" desde el punto Silla
(S) (34).

d. Ángulo SPV

Formado por los planos "Vertical S" y S-Ena (Silla-Espina nasal anterior). Éste ángulo mide el de crecimiento vertical del maxilar superior. Norma; de 6-12 años: 65,8° +/- 3.1 y de 18-21 años: 64,2° +/- 3,2 (Fig. 27)
(34).

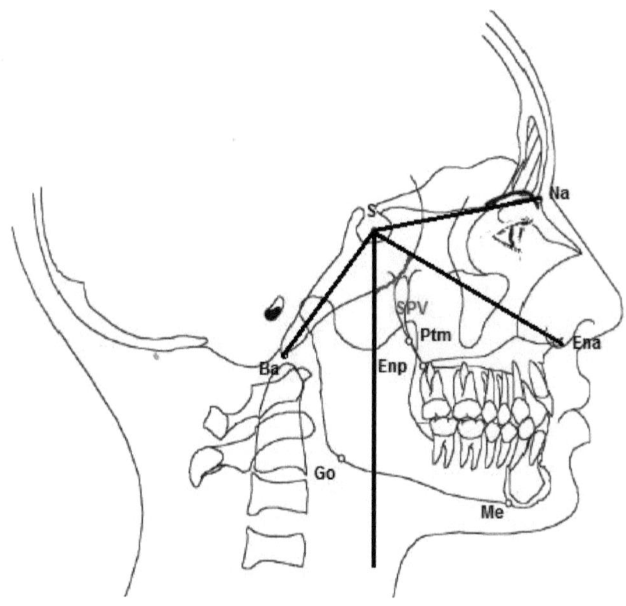

Fig.27: Ángulo SPV, formado por la "Vertical
S" y S-Ena (34).

e. Ángulo SPI

Formado por los planos Ena – Enp (Espina nasal anterior - Espina nasal posterior) y la "Vertical "S". Este ángulo mide la inclinación del maxilar superior. Norma: 86,3° +/- 3,2 (Fig.28) (34).

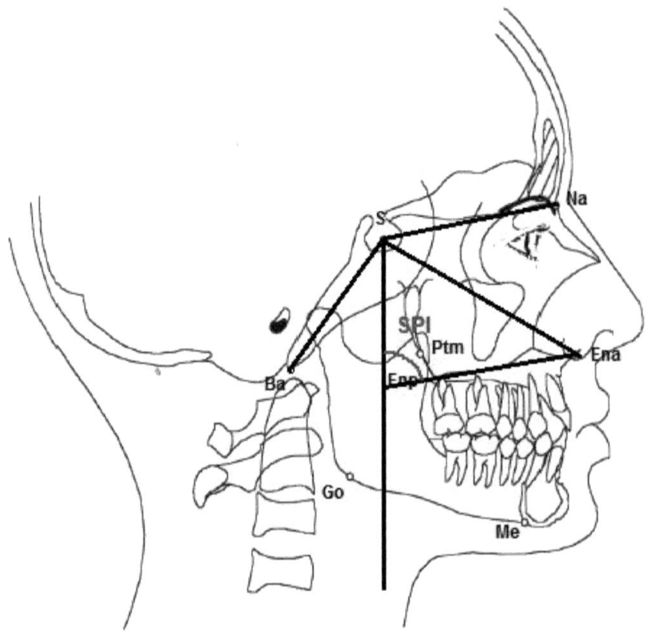

Fig. 28: Ángulo SPI, formado por la "Vertical
S" y Ena-Enp (34).

f. Ángulo SPM

Formado por el Plano Mandibular (Go-Me) y la "Vertical "S" formando el ángulo SPM. Este ángulo mide la inclinación del cuerpo mandibular. Relaciona éste con el proceso facial o cara representada por la "Vertical "S". Norma; de 6-12 años: 113,5° +/- 4,0 y de 18-21 años: 109,5° +/- 6.1 (Fig. 29) (34).

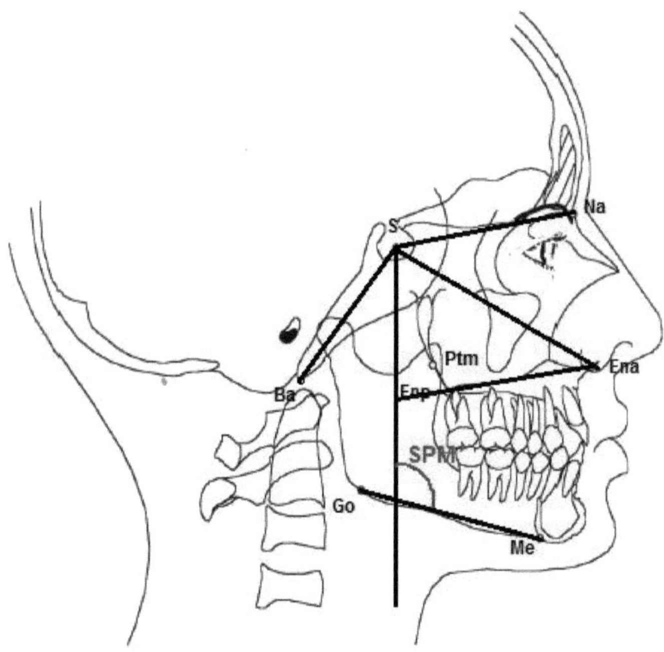

*Fig. 29: Ángulo SPM formado por el Plano
Mandibular y la "Vertical S" (34).*

Las medidas cefalométricas presentadas nacen como necesidad de cuantificar las variaciones existentes de ciertas estructuras faciales durante el proceso de crecimiento. Utiliza como base un parámetro estable durante el crecimiento y desarrollo, la Vertical Maxilar Posterior que representa el proceso facial. Divide la base craneal para medir e individualizar su inclinación. Toma los planos mandibular y palatino e individualiza la altura maxilar superior e inclinaciòn maxilar y mandibular. Todos ellos juegan un rol primordial en la anticipación de los cambios en las relaciones intermaxilares fundamentalmente verticales del crecimiento y desarrollo cráneo-facial. Las mediciones son parte del método cefalométrico completo que abarca todas las zonas de interés del proceso facial-maxilar.

9 CASOS CLÌNICOS

CASO 1

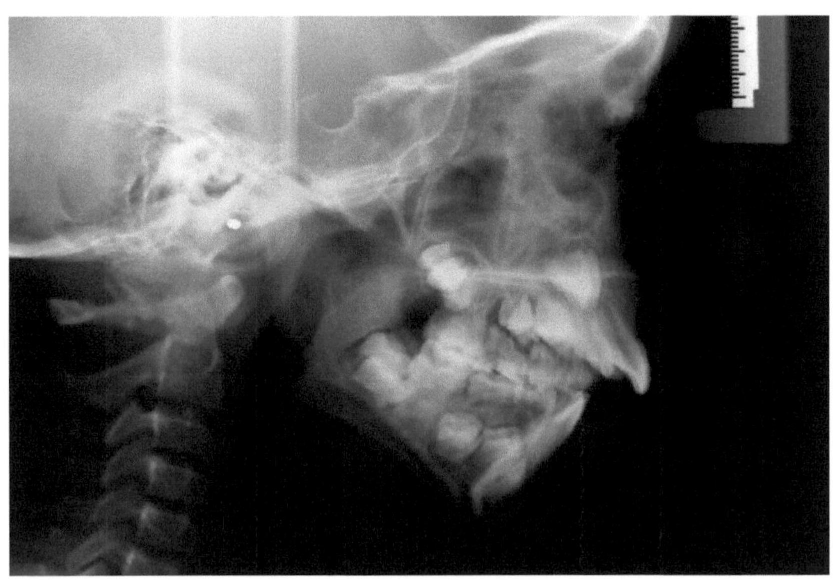

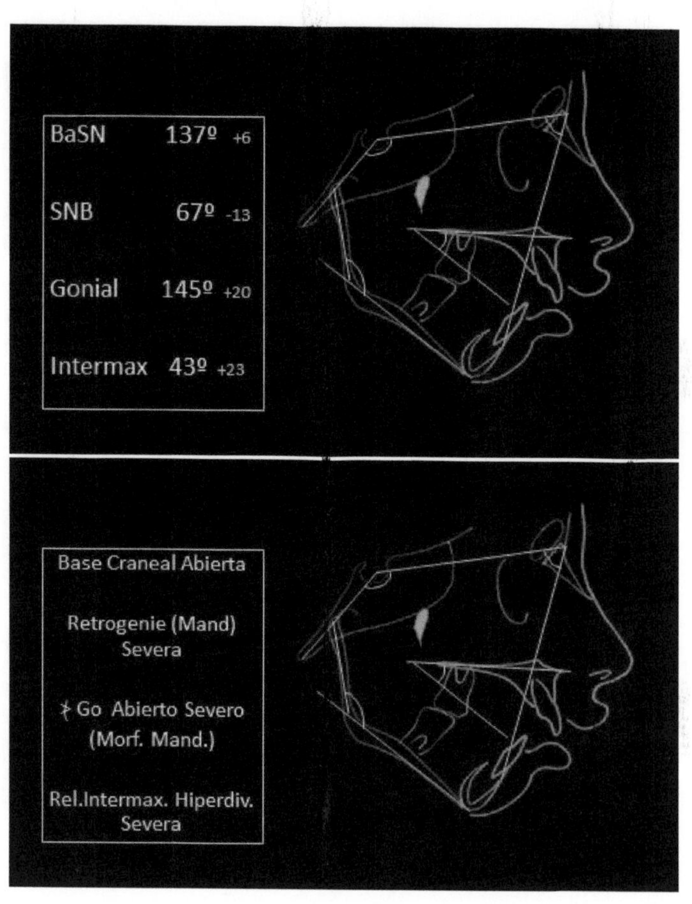
BaSN   137º +6

SNB   67º -13

Gonial   145º +20

Intermax   43º +23

Base Craneal Abierta

Retrogenie (Mand)
Severa

⸸ Go Abierto Severo
(Morf. Mand.)

Rel.Intermax. Hiperdiv.
Severa

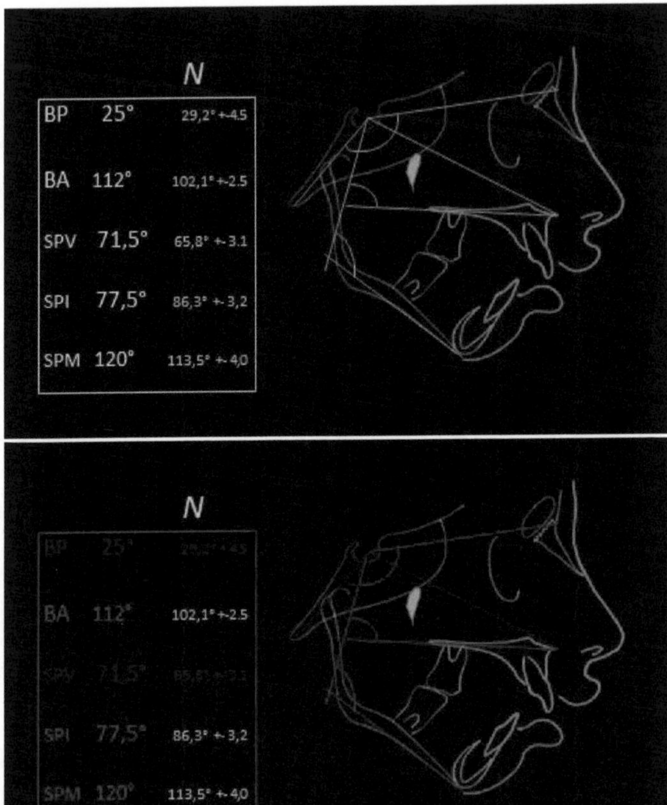

N
BP 25° 29,2° +-4,5
BA 112° 102,1° +-2.5
SPV 71,5° 65,8° +-3.1
SPI 77,5° 86,3° +-3,2
SPM 120° 113,5° +-4,0
N
BP 25° 29,2° +-4,5
BA 112° 102,1° +-2.5
SPV 71,5° 65,8° +-3.1
SPI 77,5° 86,3° +-3,2
SPM 120° 113,5° +-4,0

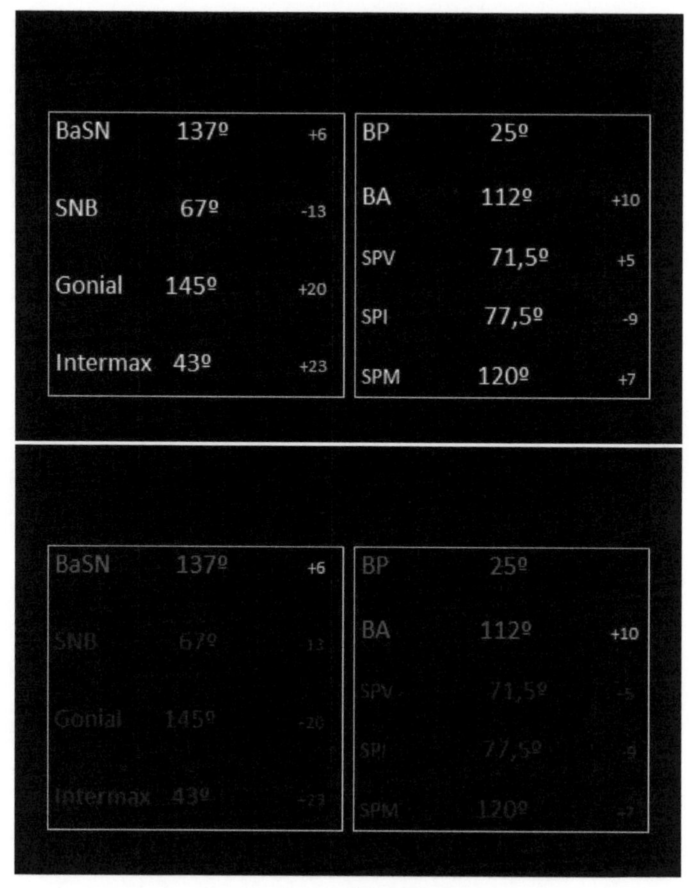

Según los resultados podemos observar que:

La base craneal BaSN abierta se produce exclusivamente a expensas de la inclinación de la base anterior BA.

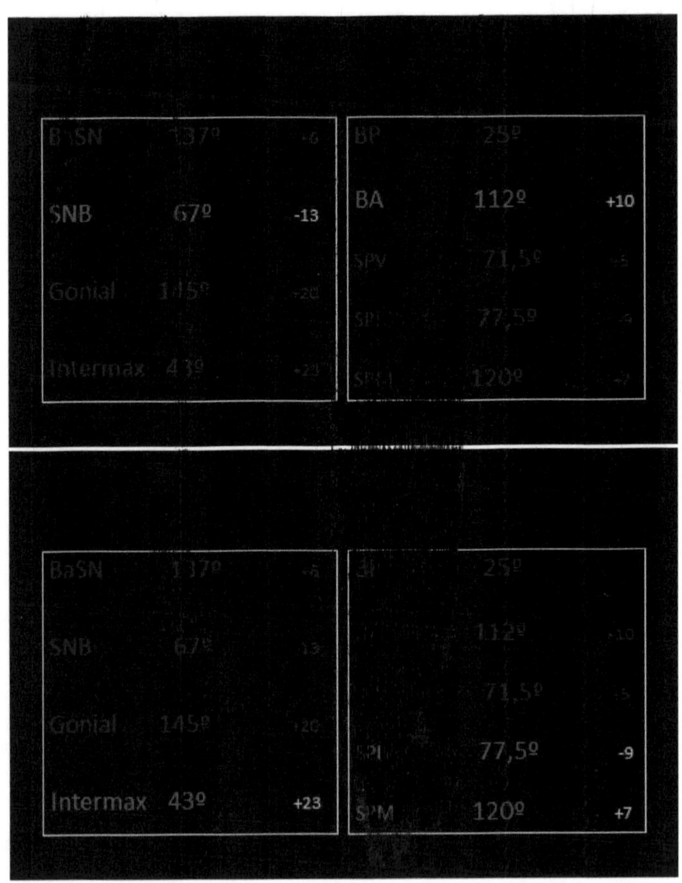

La retrogenie severa (SNB) se ve exacerbada por la inclinación marcada de la base anterior (BA). Al valor de 67° se le debe sumar 10° para compensar la inclinación de la base anterior. Se revela que la hiperdivergencia severa según el ángulo de la relación intermaxilar de Schwartz se produce fundamentalmente a expensas de la hiperdivergencia de la mandíbula (SPM).

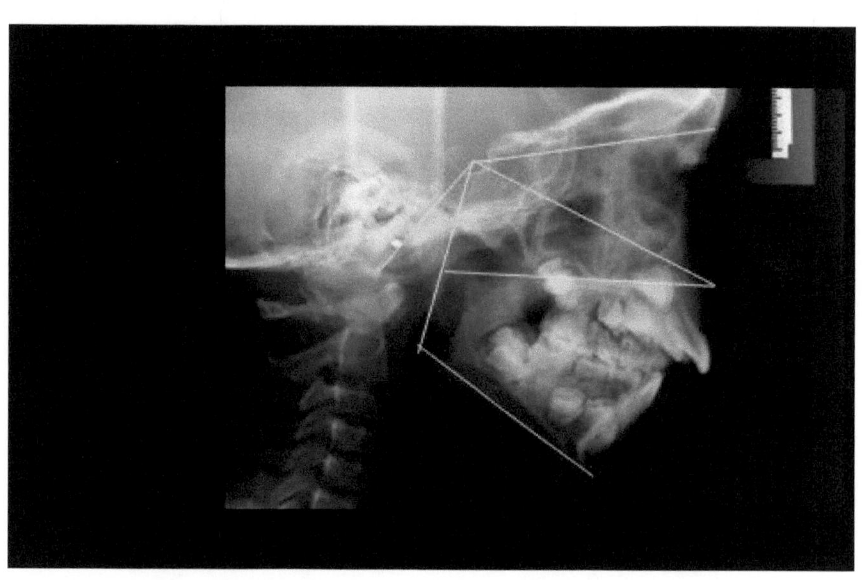

CASO 2

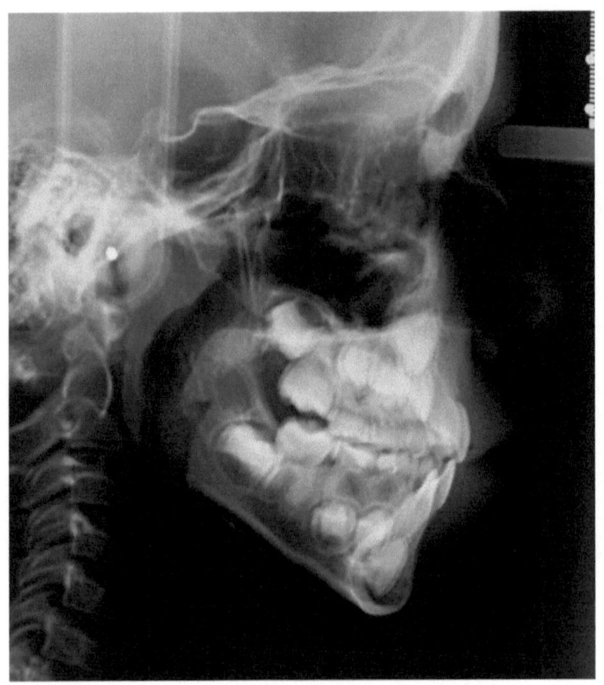

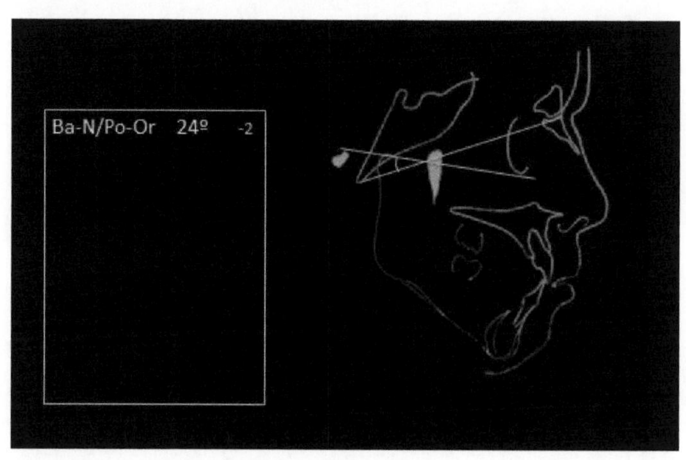

Ba-N/Po-Or 24º   -2

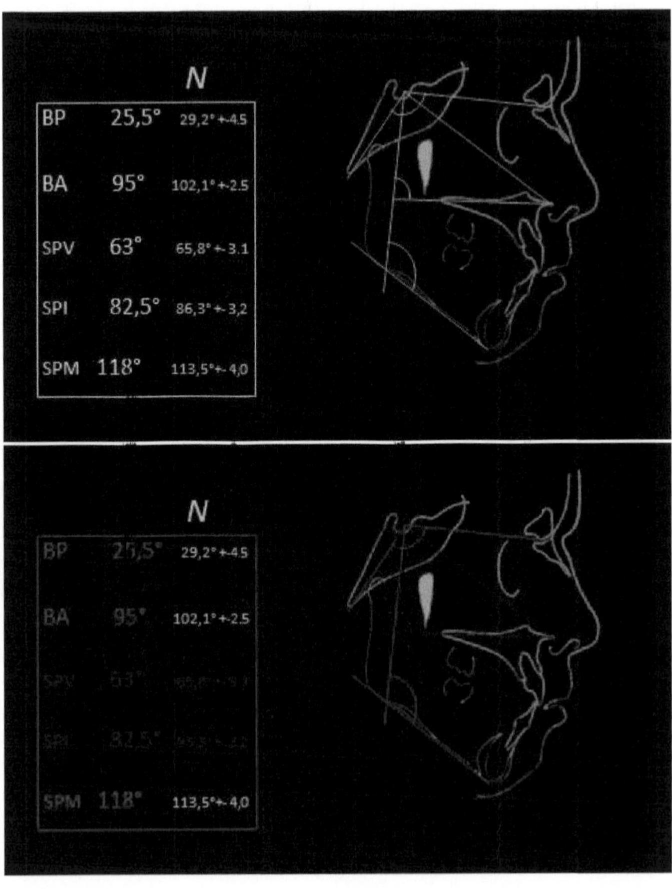

N
BP 25,5° 29,2°+-4.5
BA 95° 102,1°+-2.5
SPV 63° 65,8°+-3.1
SPI 82,5° 86,3°+-3,2
SPM 118° 113,5°+-4,0
N
BP 25,5° 29,2°+-4.5
BA 95° 102,1°+-2.5
SPV 63° 65,8°+-3.1
SPI 82,5° 86,3°+-3,2
SPM 118° 113,5°+-4,0

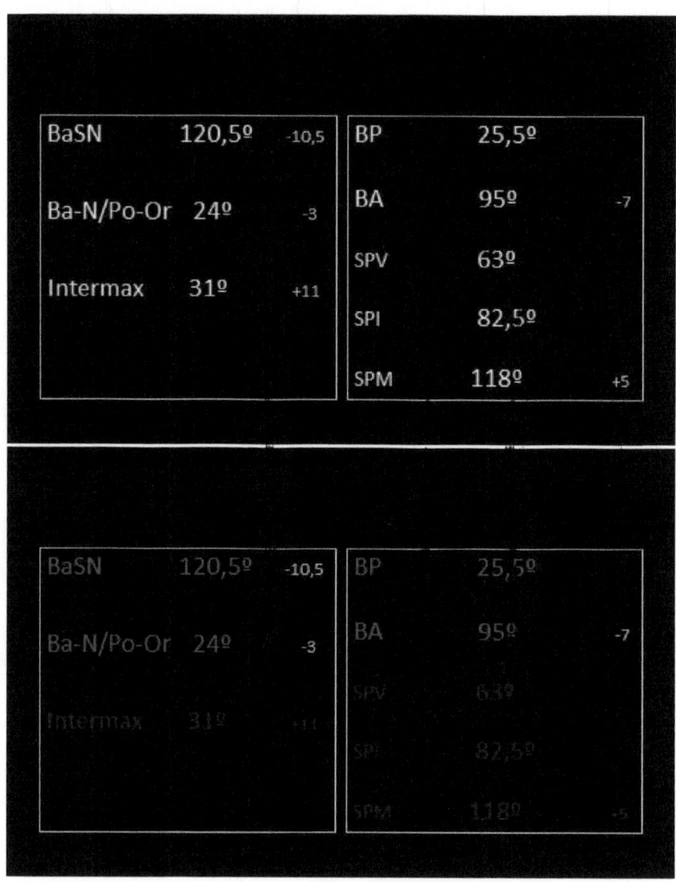

BaSN   120,5º   -10,5
Ba-N/Po-Or 24º   -3
Intermax   31º   +11
BP   25,5º
BA   95º   -7
SPV   63º
SPI   82,5º
SPM   118º   +5

En los resultados se observa que:

La base craneal BaSN se presenta cerrada (120,5°) Se revela que se produce exclusivamente a expensas de la base anterior BA. Contradictoriamente el àngulo de la Deflexiòn Craneal de Ricketts se presenta disminuido concordante con una base abierta (!).

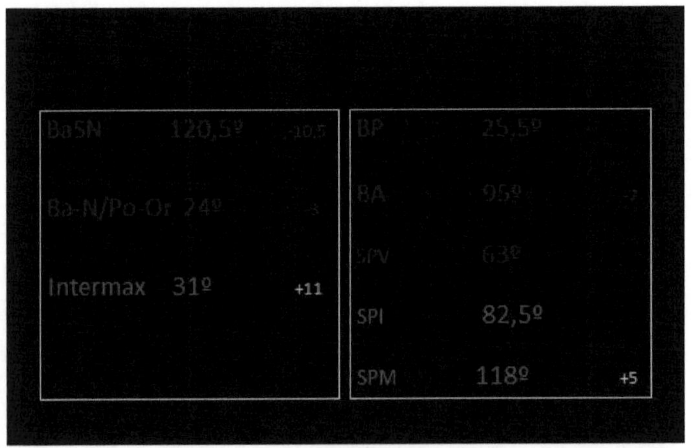

La marcada hiperdivergencia del ángulo intermaxilar de Schwartz se ve producida exclusivamente por la mandíbula (SPM).

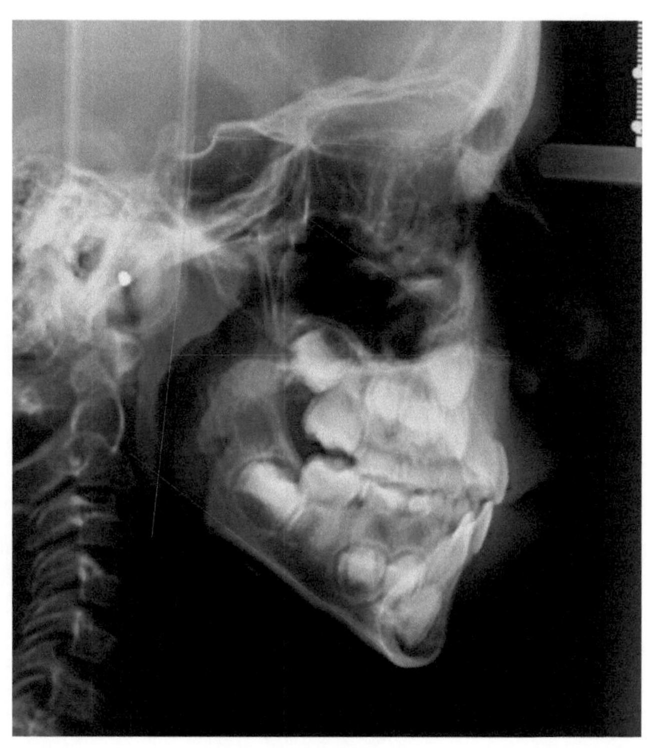

Caso 3

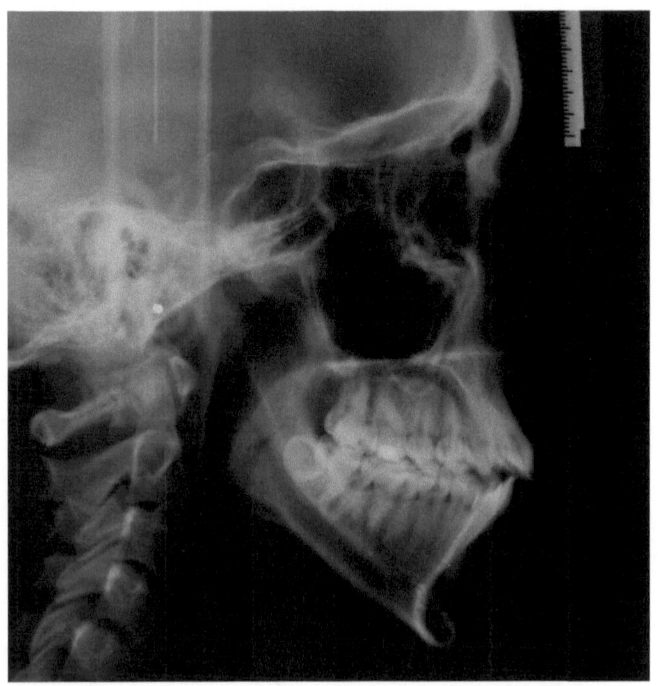

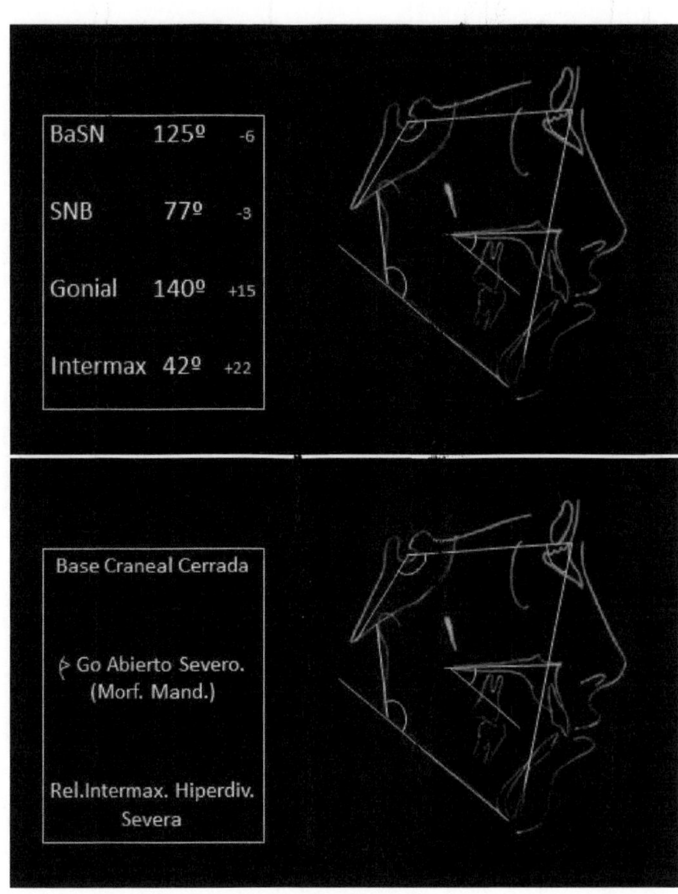
BaSN 125º -6
SNB 77º -3
Gonial 140º +15
Intermax 42º +22
Base Craneal Cerrada
▷ Go Abierto Severo.
(Morf. Mand.)
Rel.Intermax. Hiperdiv.
Severa

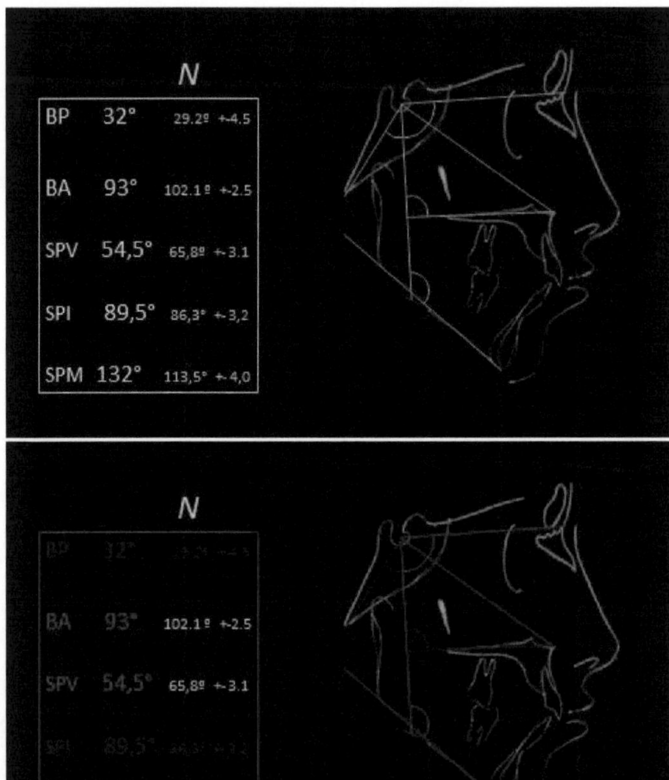
N
BP   32°   29,2º +-4.5
BA   93°   102,1º +-2.5
SPV   54,5° 65,8º +-3.1
SPI   89,5° 86,3° +-3,2
SPM   132°   113,5° +-4,0
N
BP   32°   29,2º +-4.5
BA   93°   102,1º +-2.5
SPV   54,5° 65,8º +-3.1
SPI   89,5° 86,3° +-3,2
SPM   132°   113,5° +-4,0

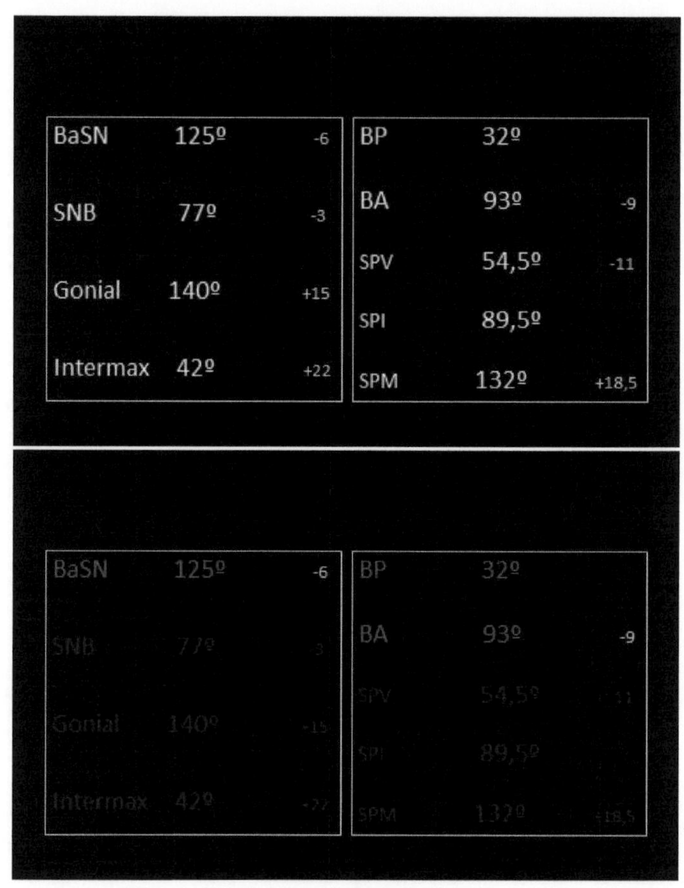

Podemos observar que:

Se revela que la base craneal (BaSN) se presenta cerrada exclusivamente a expensas de la base anterior BA.

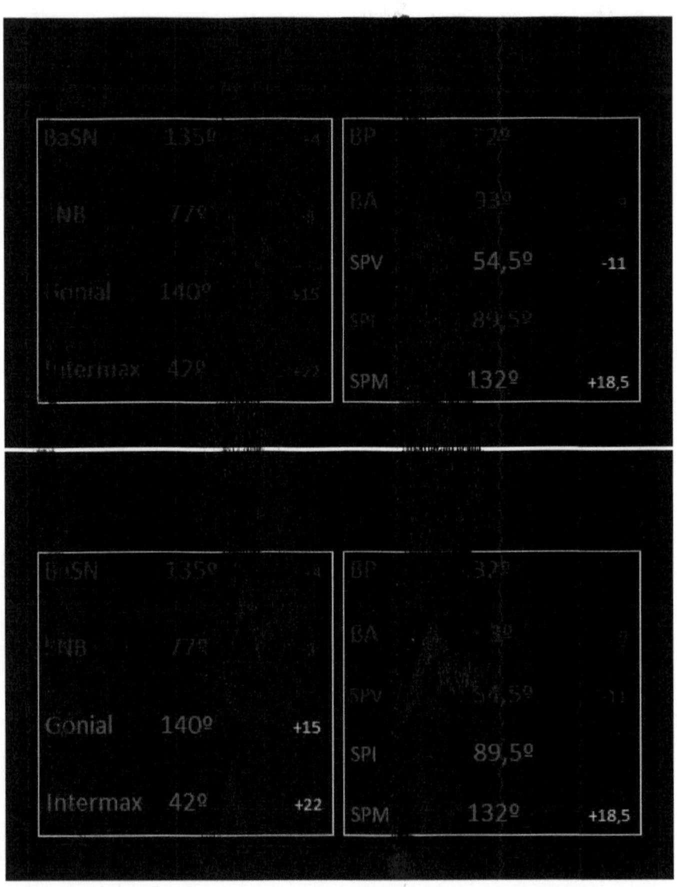

Se revela un gran crecimiento vertical del maxilar superior (SPV), causante de una rotación por desplazamiento de la mandíbula, propio de los dólicofaciales. Se observa que la hiperdivergencia intermaxilar severa (Schwartz) se produce exclusivamente a expensas de un gran crecimiento a favor de los punteros del cuerpo mandibular (SPM).

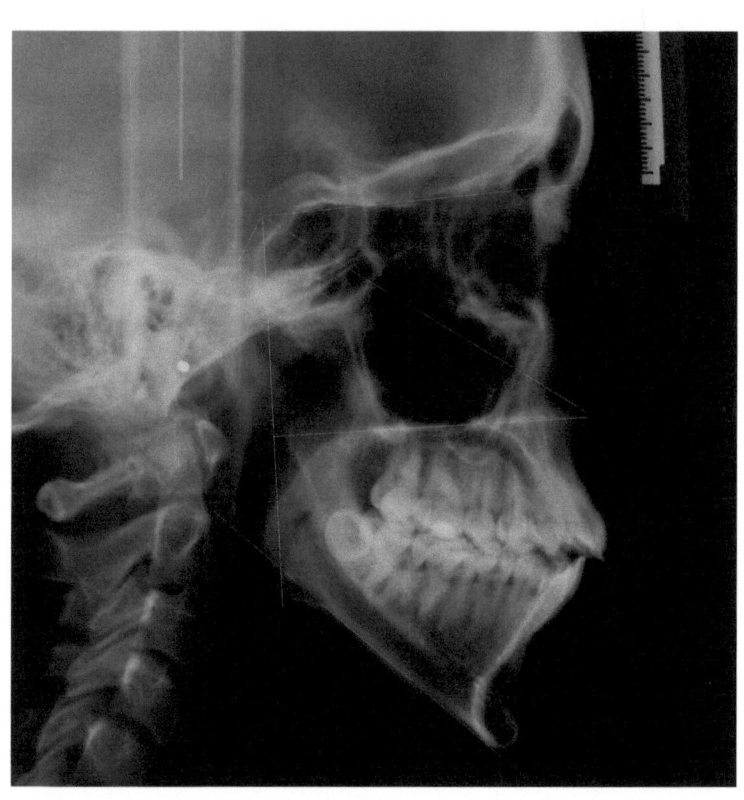

10 <u>BIBLIOGTRAFÍA</u>

1. *Moyers R., (1992) Manual de Ortodoncia. Editorial Médica Panamericana, 4° edición, Buenos Aires, Argentina.*

2. *Águila j., (1996): Validación y Precisión en la identificación de los puntos cefalométricos, Análisis de Down, Análisis de Björk - Jarabak, Análisis de Enlow. En: Manual de cefalometría. Editorial Actualidades Médico Odontológicas Latinoamérica, C.A, Sevilla, España. 4 – 75.*

3. *Di Benedetto, S. M. (2005) Enfoque histórico de la estética facial. Revista Odontológica Interdisciplinaria. 6: 19 – 21.*

4. *Zamora C., (2004): Historia de la Cefalometría, Análisis de Ricketts, En: Compendio de Cefalometría: Análisis Clínico y Práctico. Editorial Ediciones Amolca, Colombia. 1--147.*

5. *Hotz R.(1973) Ortodoncia en la práctica diaria. Sus posibilidades y límites. Editorial Científico Técnica, 2° Edición, La Habana, Cuba.*

6. *Canut Brusola J. A., (2000). Crecimiento Postnatal Maxilofacial. En: Ortodoncia clínica y terapéutica. Editorial Masson, 2° Edición, Barcelona, España. 71 – 87.*

7. *Barahona J., Benavides J., (2006). "Análisis cefalométricos utilizados para el diagnóstico ortodóncico", Revista científica Costa Rica. 4: 11-27*

8. *Shin, J., Choi, H., Heo, M., Lee, S., Choi, S. (2012): Reproducibility of lateral cephalometric landmarks on conventional radiographs and spatial frequency-processed digital images. Korean Journal of Oral and Maxillofacial Radiology. 32: 213 – 219*

9. *Dias da Silveira, H., Dias, H. (2006): Reproducibility of cephalometric measurements made by three radiology clinics. The Angle Orthodontist. 3: 394 – 399.*

10. *Viazis A. Atlas de Ortodoncia: Principios y aplicaciones clínicas. Buenos Aires. Editorial Médica Panamericana, 1995. 3:79-99.*

11. Quirós O. "La base anterior del cráneo: Consideraciones de tamaño e inclinación". 2006.

12. Madsen D. y W. Sampson. "Craniofacial referent plane variation and natural head position. En: Eur J Orthod, 2008; 19:211-215.

13. Castro J. "Análisis Wits, inclinación del plano Silla Nasion en las relaciones intermaxilares". En: Revista Latinoamericana de Ortodoncia y Odontopediatría, 2008.

14. Ramírez C. JA. "Estudio Cefalométrico de la inclinación de la base craneal en tres grupos etarios, de una muestra de individuos chilenos (V región)". Tesis para optar al título de Especialista en Ortodoncia y Ortopedia Dentomaxilofacial. Valparaíso, Facultad de Odontología, Escuela de Graduados, Universidad de Valparaíso. 2001.

15. Segner D. Stability of the craneofacial pattern during growth. Hamburgo. Ediciones House, 1993. 3:67-95.

16. Quirós O. "The apparent skeletal malocclusion". En: Acta Odontol. Venez, 2005; 43:71-78.

17. Barrachina C. (2000): Cefalometría. En: Ortodoncia Clínica. Canut, J. Editorial Masson, 2° Edición., Barcelona, España, 161-185.

18. Greiner P. "The angle between the Frankfort horizontal and the sella-nasion line, changes in Porion and Orbitale position during growth". En: J Orofac Orthop, 2004; 65:217-222.

19. Zamora C. Compendio de Cefalometría: Análisis Clínico y Práctico. Colombia. Ediciones Amolca, 2004. 3:17-24.

20. Proffit W. Ortodoncia Contemporánea: Teoría y Práctica. 3° Edición. Madrid. Ediciones Harcout, 2001. 3:77-106.

21. Alves P., J. Mazucheli y C. Vogel. "A protocol for cranial base reference in cephalometric studies". En: J Craniofac Surg., 2008; 19:211-215

22. Oka T. y T. Kawamoto. *"Craniofacial patterns of Japanese adults with various types of malocclusion: a counterpart analysis"*. En: Osaka Dent Univ, 1994; 28:201-216.

23. Chang H. *"Craniofacial pattern of young adults with various types of malocclusion"*. En: Kaohsiung J Med, 1998; 14:168-176.

24. Incisivo V., A. Silvestri. *"The reliability and variability of SN and PFH reference planes in cephalometric diagnosis and therapeutic planning of dentomaxillofacial malformations"*. En: J Craniofac Surg, 2000; 1:31-38.

25. Kuroe K. *"Variation in the cranial base orientation and facial skeleton in dry skulls sampled from three major populations"*. En: Eur J Orthod, 2004; 26:201-207.

26. Graber T., Vanarsdall R., (2003). *Las Vías Respiratorias Superiores y la Morfología Craneal. En: Ortodoncia, principios generales y técnicas. Editorial Médica Panamericana, 3° edición, Buenos Aires, Argentina. 4: 222 – 253.*

27. Ramírez C. JA. *"Estudio Cefalométrico de la inclinación de la base craneal en tres grupos etarios, de una muestra de individuos chilenos (V región)"*. Tesis para optar al título de Especialista en Ortodoncia y Ortopedia Dentomaxilofacial. Valparaíso, Facultad de Odontología, Escuela de Graduados, Universidad de Valparaíso. 2001.

28. Ramírez C. J.A. *"Estudio de la estabilidad del Plano Oliva-Orbital, a través de un modelo cefalométrico, en distintos grupos etarios"*. Manual de estudio. Facultad de Odontología, Facultad de Ciencias-Instituto de Matemáticas y Física, Universidad de Valparaíso, 2004.

29. Ramírez C. J.A., Fernández N., (2009). *"Evaluación cefalométrica de la estabilidad del plano de Frankfurt en tres grupos etarios de una muestra de pacientes de la Escuela de Odontología, Universidad de Valparaíso V Region"*. Revista Chilena de Ortodoncia, 29: Junio – Diciembre, 2012.

30. Enlow D., *Crecimiento Maxilofacial. México. Editorial Interamericana McGraw Hill, 1990. 2:26-57.*

31. Barahona J., Benavides J., (2006). "Análisis cefalométricos utilizados para el diagnóstico ortodóncico", Revista científica Costa Rica. 4: 11-27

32. Ramìrez C. J.A., al. Marzan J., Santos G., Soto C. " Estudio comparativo de paràmetros esqueletales segùn cefalograma de Ricketts y mediciones cefalomètricas propuestas: SPV, SPI, SPM, BA y BP en pacientes ortognatas de la Facultad de Odontologìa de la Universidad de Valparaìso". Tesis para optar al tìtulo de Cirujano Dentista. Facultad de Odontologìa, Escuela de Odontologìa, Universidad de Valparaìso. 2013.

33. Zamora C., (2004): Historia de la Cefalometría, Análisis de Ricketts, En: Compendio de Cefalometría: Análisis Clínico y Práctico. Editorial Ediciones Amolca, Colombia. 1--147.

34. Ramírez C, J.A (2004) Proposición de medidas cefalométricas para la base craneal, maxilar superior y maxilar inferior. Manual de Estudio. Facultad de Odontología, Facultad de Ciencias – Instituto de Matemática y Física, Universidad de Valparaíso.

35. Quirós O., (2003): Diagnóstico Cefalométrico. En: Ortodoncia Nueva Generación. Editorial Amolca, Caracas, Venezuela. 89-109.

36. Canut Brusola J. A., (2000). Crecimiento Postnatal Maxilofacial. En: Ortodoncia clínica y terapéutica. Editorial Masson, 2º Edición, Barcelona, España. 71 – 87.

37. Podadera, Z. y cols., (2001): Biotipología en adolescentes de 12 a 14 años con oclusión normal. Revista Científico Estudiantil de las Ciencias Médicas de Cuba.

38. Enlow, D., Hans, M. (1998). Variaciones normales en la forma facial y bases anatómicas para las maloclusiones. En: Crecimiento facial. Editorial McGraw-Hill Interamericana, Ciudad de México, México. 177 – 204.

39. Kuramae, M., Borges de Araújo, M., Marcantonio, E., Simoni, A. Jarabak's cephalometric analysis of brazilian black patients. *Braz Dent J*, 2007, 18(3): 258 – 262

40. Zamora, C. *Compendio de cefalometría, análisis clínico y práctico*. 2ª Edición, pp. 33 – 46, 149 – 170, 191 – 210, Caracas – Venezuela, Editorial Amolca, 2004

41. Reichenbach, E., Bruckl, H. *Clínica y terapéutica ortopédicomaxilar*. 1ª Edición, pp. 43 – 80, Buenos Aires – Argentina, Editorial Mundi S.A., 1965

42. Chen, F., Wu, L., Terada, K., Saito, I. Longitudinal intermaxillary relationships in class III malocclusions with low and high mandibular plane angles. *Angle Orthod*, 2007, 77(3): 397–403

43. Ramírez J.A., Espinoza M., Ibarra P., Hinojosa P., (2009). "Estudio cefalométrico de la inclinación mandibular según la morfología facial, morfología mandibular y relación intermaxilar, en pacientes dólicofaciales, Universidad de Valparaíso". *Revista Chilena de Ortodoncia*, 27: Enero – Junio, 2010.

44. Ramírez J.A., al. Moraga U., Pardo C., Riquelme C. "Estudio cefalométrico de la inclinación mandibular según la morfología facial, morfología mandibular y relación intermaxilar, en pacientes braquifaciales, Universidad de Valparaíso". Tesis para optar al titulo de Cirujano Dentista. Facultad de Odontologìa, Escuela de Odontologìa, Universidad de Valparaìso. 2010

45. Mercedes, E. Revisión de los métodos para estudiar el crecimiento craneofacial en ortodoncia. *Ortodoncia clínica*, 2002, 5(2): 110 – 116

46. Sardiñas, M., Martinez, I., Casas, J. Estudio cefalométrico comparativo para el diagnóstico del tipo de crecimiento facial. *Revista Cubana Ortod.*, 2001, 16(1): 24 – 9

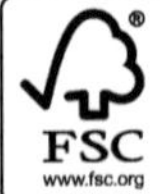

Printed by Books on Demand GmbH, Norderstedt / Germany